Psychosomatische Medizin im interdisziplinären Gespräch

Herausgeber: R. Klußmann M. Schattenkirchner

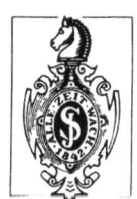

R. Klußmann M. Schattenkirchner (Hrsg.)

Der Schmerz- und Rheumakranke

Mit 19 Abbildungen und 12 Tabellen

Springer-Verlag
Berlin Heidelberg New York
London Paris Tokyo

Professor Dr. Rudolf Klußmann
Leiter der Psychosomatischen Beratungsstelle
der Medizinischen Poliklinik
der Ludwig-Maximilians-Universität München
Pettenkoferstraße 8a, 8000 München 2

Professor Dr. Manfred Schattenkirchner
Leiter der Rheuma-Einheit
der Ludwig-Maximilians-Universität München
Pettenkoferstraße 8a, 8000 München 2

ISBN-13:978-3-540-50225-8   e-ISBN-13:978-3-642-74016-9
DOI: 10.1007/978-3-642-74016-9

CIP-Titelaufnahme der Deutschen Bibliothek
Der Schmerz- und Rheumakranke/R.Klußmann; M.Schattenkirchner (Hrsg.). –
Berlin; Heidelberg; New York; London; Paris; Tokyo: Springer, 1989
(Psychosomatische Medizin im interdisziplinären Gespräch)
ISBN-13:978-3-540-50225-8

NE: Klußmann, Rudolf [Hrsg.]

Dieses Werk ist urheberrechtlich geschützt. Die dadurch begründeten Rechte, insbesondere die der Übersetzung, des Nachdrucks, des Vortrags, der Entnahme von Abbildungen und Tabellen, der Funksendung, der Mikroverfilmung oder der Vervielfältigung auf anderen Wegen und der Speicherung in Datenverarbeitungsanlagen, bleiben, auch bei nur auszugsweiser Verwertung, vorbehalten. Eine Vervielfältigung dieses Werkes oder von Teilen dieses Werkes ist auch im Einzelfall nur in den Grenzen der gesetzlichen Bestimmungen des Urheberrechtsgesetzes der Bundesrepublik Deutschland vom 9. September 1965 in der Fassung vom 24. Juni 1985 zulässig. Sie ist grundsätzlich vergütungspflichtig. Zuwiderhandlungen unterliegen den Strafbestimmungen des Urheberrechtsgesetzes.

© Springer-Verlag Berlin Heidelberg 1989

Die Wiedergabe von Gebrauchsnamen, Handelsnamen, Warenbezeichnungen usw. in diesem Werk berechtigt auch ohne besondere Kennzeichnung nicht zu der Annahme, daß solche Namen im Sinne der Warenzeichen- und Markenschutz-Gesetzgebung als frei zu betrachten wären und daher von jedermann benutzt werden dürften.

Produkthaftung: Für Angaben über Dosierungsanweisungen und Applikationsformen kann vom Verlag keine Gewähr übernommen werden. Derartige Angaben müssen vom jeweiligen Anwender im Einzelfall anhand anderer Literaturstellen auf ihre Richtigkeit überprüft werden.

Gesamtherstellung: Fa. Ernst Kieser GmbH, Graphischer Betrieb, Neusäß
2119/3140-543210 – Gedruckt auf säurefreiem Papier.

Vorwort

Die „Volkskrankheit Rheuma" kostet in der medizinischen Versorgung knapp 10 Mrd. DM, nimmt man Arbeitsausfälle und Frühinvalidität hinzu, dann sind es – geschätzt für 1987 – 47 Mrd. DM. Das Rheuma ist damit zur teuersten Krankheit überhaupt geworden. Chronische Schmerzen (sie dauern länger als 6 Monate) bereiten dem Staat durch Arbeitsausfälle, Sozialleistungen und Krankenversorgung Kosten in Höhe von schätzungsweise mehreren Milliarden DM jährlich.

Angesichts dieser Zahlen ist es erstaunlich, daß die Rheumatologie und die Erforschung des chronischen Schmerzes im universitären Bereich nur ein Aschenputteldasein führen; beide Teilgebiete der inneren Medizin und Orthopädie blühen wohl daher um so mehr paramedizinisch, weil dem praktisch tätigen Arzt – der ersten und oft jahrelangen Anlaufstelle der Patienten – nur wenig Handlungsanweisungen zur Verfügung stehen, um diesen kranken Menschen helfen zu können.

In der Mortalitätsstatistik bestimmen die malignen und die Herz-Kreislauf-Erkrankungen das Bild – und werden entsprechend gefördert. In der Morbiditätsstatistik stehen die rheumatischen Krankheitsbilder an erster Stelle.

Es überrascht, wie wenig psychosomatisch-psychodynamisches Denken auch in der Rheumatologie und Schmerzforschung Eingang gefunden hat. Nur bei einem verschwindend geringen Anteil der Patienten (s. Beitrag Seidl u. Klußmann) werden – zusätzlich zu der üblichen Behandlung – psychotherapeutische Maßnahmen angeboten und durchgeführt, obwohl die Beschwerden – bei näherer Untersuchung – nicht selten über die Lebensgeschichte zu verstehen sind. Bei einer Chronifizierung des Krankheitsbildes haben die Beschwerden des Patienten einen besonderen und festen Stellenwert im sozialen Umfeld und Lebensgefüge des Kranken eingenommen und sind deshalb kaum noch angehbar. So werden die Patienten allgemein erst nach einer Symptomdauer von ca. 10 Jahren und zahllosen medikamentösen und operativen Behandlungsversuchen zum Fachpsychosomatiker geschickt, dessen Möglichkeit für eine positive Änderung des Krankheitsgeschehens dann auch nur noch äußerst begrenzt sind. So wäre es wünschenswert, eine psychosomatische Untersuchung, die die persönliche Lebensgeschichte des Patienten und dessen psychosoziales Umfeld berücksichtigt, möglichst bei Symptomneuauftritt in das diagnostische Programm einzubauen.

Auch dieser 3. Band der Reihe *„Psychosomatische Medizin im interdisziplinären Gespräch"* hat teilweise Workshopcharakter, wirft Fragen auf, soll zur Diskussion anregen. Er möge dazu beitragen, die Kluft zwischen einseitig orientierter Organmedizin, zwischen der Universität und dem Praktiker zu überbrücken, um die Not der Patienten zu lindern.

Den Referenten des IV. Symposions der Psychosomatischen Beratungsstelle der Medizinischen Poliklinik der Universität München sei an dieser Stelle dafür gedankt, daß sie aus ihren vorgetragenen Referaten für diese Publikation gut lesbare Manuskripte angefertigt haben – zum Vorteil des praktisch tätigen Arztes, zum Nutzen seiner Patienten. Dank gilt den Mitarbeitern des Springer-Verlages für die bewährt gute Zusammenarbeit.

München, im Dezember 1988   Rudolf Klußmann
                                     Manfred Schattenkirchner

Inhaltsverzeichnis

Teil I. Schmerz 1

Psychosomatische Überlegungen und Untersuchungen
zum Schmerz- und Rheumakranken
S. O. Hoffmann und U. T. Egle 3

Psychologische Schmerzforschung: Diagnostik und
Therapie
G. Krüskemper 15

Teil II. Rheuma 27

Diagnostik der entzündlichen Gelenkkrankheiten
M. Schattenkirchner 29

Die chronische Polyarthritis aus psychosomatischer Sicht
unter besonderer Berücksichtigung epidemiologischer
und soziologischer Zusammenhänge
H.-H. Raspe 36

Probleme der orthopädisch-rheumatologischen Ambulanz
mit besonderer Berücksichtigung des Weichteilrheumatismus
S. Stotz 48

Zur Psychosomatik des Weichteilrheumatismus,
insbesondere der Fibromyalgie
O. Seidl und R. Klußmann 59

Die Integration der Psychorheumatologie
in die allgemeine und fachärztliche Praxis
A. Weintraub 79

Psychotherapie bei chronischem Schmerz und Rheuma
U.T. Egle und S.O. Hoffmann 88

Sachverzeichnis 98

Autorenverzeichnis

Dr. med. U. T. Egle
Klinik und Poliklinik für Psychosomatische Medizin
und Psychotherapie, Universität Mainz
Untere Zahlbacher Straße 8, 6500 Mainz

Prof. Dr. med. Dipl. Psych. S. O. Hoffmann
Klinik und Poliklinik für Psychosomatische Medizin
und Psychotherapie, Universität Mainz
Untere Zahlbacher Straße 8, 6500 Mainz

Prof. Dr. med. R. Klußmann
Psychosomatische Beratungsstelle der Medizinischen Poliklinik
Universität München, Pettenkoferstraße 8a, 8000 München 2

Prof. Dr. phil. G. Krüskemper
Abteilung für Medizinische Psychologie, Ruhr-Universität Bochum
Postfach 10 21 48, 4630 Bochum 1

Prof. Dr. med. Dipl. Psych. H.-H. Raspe
Abteilung für Krankheiten der Bewegungsorgane und des
Stoffwechsels, Zentrum für Innere Medizin und Dermatologie,
Medizinische Hochschule Hannover
Konstanty-Gutschow-Straße 8, 3000 Hannover 61

Prof. Dr. med. M. Schattenkirchner
Rheuma-Einheit, Medizinische Poliklinik, Universität München
Pettenkoferstraße 8a, 8000 München 2

Dr. med. Dr. rer. pol. O. Seidl
Medizinische Poliklinik, Universität München
Pettenkoferstraße 8a, 8000 München 2

Prof. Dr. med. S. Stotz
Orthopädische Poliklinik, Universität München
Pettenkoferstraße 8a, 8000 München 2

Dr. med. A. Weintraub
Internistisch-rheumatologische Praxis
Werdstraße 34, CH-8004 Zürich

Teil I. Schmerz

Psychosomatische Überlegungen und Untersuchungen zum Schmerz- und Rheumakranken

S.O. Hoffmann und U.T. Egle

Im Jahre 1959 veröffentlichte G. Engel im *American Journal of Medicine* eine entscheidende Arbeit. Sie befaßte sich mit dem von ihm so genannten „pain-prone patient" und förderte wie keine andere Publikation den heutigen Boom an psychosomatischer und psychologischer Forschung im Bereich des Schmerzes. Engels Forderung, Schmerz als ein primär psychisches Phänomen anzusehen, klang 1959 für die meisten überraschend und fremd. Heute ist es nur noch eine – allerdings in der Bundesrepublik Deutschland ziemlich aktive – Minderheit, die Schmerz ausschließlich als physiologisches Phänomen verstanden wissen will.

Die Internationale Gesellschaft zum Studium des Schmerzes (IASP) erfaßte in ihrer verbindlichen Definition in integrierter Form sowohl den peripheren (physiologisch) wie auch den zentral (psychisch) verursachten Schmerz. „Schmerz ist eine unangenehme sensorische und emotionale Erfahrung, die mit akutem oder drohendem Gewebsschaden verknüpft ist, oder in Begriffen einer solchen Schädigung beschrieben wird". Der etwas umständliche Charakter dieser Definition berücksichtigt die Tatsache, daß der Schmerz selbst *immer körperlich erlebt* wird, so als ob er regelhaft durch eine Gewebsschädigung verursacht sei. Nur müssen wir heute von beiden Möglichkeiten ausgehen, nämlich, daß die Verletzung real und imaginär sein kann. Beide kausalen Möglichkeiten führen, oft in Wechselwirkung miteinander, zum ätiologisch nicht mehr unterscheidbaren Phänomen Schmerz.

Seit 1982 verfügen wir über die revidierte Fassung einer Schmerztheorie, die den größten Teil der gesicherten psychischen und physiologischen Befunde erklären kann. Es ist die mittlerweile sehr bekannt gewordene Gate-control-Theorie von Melzack u. Wall (1982). Namengebend ist das periphere – in der Substantia gelatinosa des Rückenmarks hypostasierte – Regulationssystem der Schmerzintensitätswahrnehmung (Einfalltor des Schmerzes, „gate"). Dieses pheriphere Schmerztor steht in einer komplexen Regelkreisbeziehung mit den 3 hypostasierten zentralen Zentren, nämlich dem zentralen Kontroll-, dem affektiv-motivationalen und dem sensorisch-diskriminatorischen System. Wenn Engel 1959 schrieb, daß jeder Mensch sein individuelles, biographisch-erlebnishaft determiniertes *Schmerzgedächtnis* habe, dann gestattet diese Theorie erstmalig einen solchen klinisch zu sichernden Befund, erklärend zu integrieren. Es ist nämlich klinisch leicht plausibel zu machen, daß die persönlichen emotionalen und kognitiven Erfahrungen, die wir im Leben mit Schmerzen gemacht haben, unsere Fähigkeit, Schmerzen heute und morgen wahrzunehmen und mit ihnen umzugehen, beeinflussen. Durch die älteren Theorien, die ausschließlich auf der Ebene von Reizleitung und Synapsenfunktion erklärt haben, waren solche simplen klinischen Unterschiede nicht zu erfassen. Ein weiterer Vorteil dieser Theorie von Melzack u. Wall ist, daß sie klinisch den Patienten die demütigende Diskriminierung in solche mit „richtigen" und solche mit „falschen" Schmerzen erspart.

Neben Engels Plädoyer für eine Schmerzkonzeption, welche dem Schmerz als physischem Phänomen gerecht wird, gilt sein Verdienst der treffenden Beschreibung einer Patientengruppe, die er als „schmerzgeneigte Patienten" („pain-prone") bezeichnet. Diese Patienten waren vorher nur kasuistisch und nicht als relevante nosologische Gruppe erfaßt worden, obwohl es natürlich auch schon vor 1959 entsprechende, aber weniger überzeugende Voten gab. In den folgenden Jahren kam es zu einem breiten Anschwellen des Beobachtungsgutes, welches dann 1967 von Merskey u. Spear systematisch zusammengestellt wurde. Ich möchte die Patientengruppe, die ich erst einmal allgemein als *Patienten mit chronischen Schmerzzuständen* bezeichnen will, kurz klinisch umreißen. (Sie kennen diese Patienten alle und Sie werden sie in meiner Beschreibung wiedererkennen.)

Neben einer kleinen Untergruppe, die durch extravertiertes und appellatives Verhalten sich auszeichnet, bietet die Mehrzahl der eher depressiv-zwanghaft strukturierten Patienten keine auffällige Persönlichkeitsstruktur. Es handelt sich um „normale" Menschen im weitesten Sinne, fast alle sind bürgerlich integriert und legen auch Wert darauf. Nach ihren Beschreibungen verlief ihr Leben unauffällig und war von Fleiß und viel Arbeit geprägt. Die Kindheit wird meistens als „schön" beschrieben, Vater und Mutter waren zwar streng, aber – so lautet die stereotyp wiederkehrende Formel – „es hat mir nichts geschadet". Am Arbeitsplatz haben diese Patienten vor ihrer Erkrankung Beachtliches geleistet, wenngleich sie sich oft nur ungenügend anerkannt fühlten. Ihre Ehen sind unauffällig und „in Ordnung"; selbst zur unverpflichtenden Feststellung, daß jede Ehe ihre Probleme habe, sind sie nur zögernd in der Lage. Die Partner sind in bemerkenswerter Weise in die Schmerzerkrankung einbezogen, oft übernehmen sie mit Beginn der Erkrankung die dominierende Rolle, die bis dahin der Patient innehatte. Die unerträglichen Schmerzen, die die Patienten zu Invaliden machten, sind nach ihrer eigenen Einschätzung ausschließlich organisch verursacht, auch wenn jahrelange intensive Diagnostik keine hinreichende somatische Begründung des subjektiven Schmerzerlebens brachte. Bei einer kleinen Gruppe von Patienten setzen die Schmerzen ohne jeden äußeren Anlaß ein und werden zunehmend stärker; bei der Mehrzahl ging ein konkreter Anlaß wie ein Verkehrsunfall, eine Fraktur, eine Prellung, eine Herniotomie oder eine hoch fieberhafte Erkrankung voraus. Danach und daraus entwickelte sich das therapieresistente Schmerzsyndrom. Nach jahrelangem Verlauf sind die Patienten in der Mehrzahl medikamentenabhängig, zum großen Teil wiederholt mit fragwürdiger Indikation operiert worden und insgesamt von allen Ärzten tief enttäuscht. Sie fühlen sich medizinischerseits nicht mehr ernstgenommen, abgestempelt und entwertet. Diese vorwurfsvolle Grundhaltung, kombiniert mit einem starken Druck auf den Arzt zu weiteren diagnostischen und therapeutischen Maßnahmen, macht sie zu ausgesprochenen Problempatienten.

Es ist klar, daß hier ein klinisches Klischee gezeichnet wird, denn tatsächlich differenziert sich die Gruppe der Kranken mit chronischen Schmerzen erheblich auf und es gibt zahlreiche Untergruppen, auch wenn wir von einer verbindlichen Klassifikation noch weit entfernt sind. Ein Klassifikationsvorschlag stammt von Gildenberg u. De Vaul (1985):

A) Der „krankheitsbedürftige" Patient
B) Der „überforderte" Patient
C) Der psychogene Patient
  1) Schmerz als Symptom einer Depression
  2) Schmerz als Symptom von Angst
  3) Schmerz als hysterisches Symptom
  4) Schmerz als Folge unverarbeiteter Trauer
  5) Schmerz als wahnhaftes Symptom einer Psychose
D) Der iatrogene Schmerzpatient

Gegen diese Klassifikation wäre vielerlei einzuwenden, am überraschendsten ist die Eingliederung der Schmerzgenese im Rahmen einer Psychose unter die psychogenen Schmerzzustände. Auf der anderen Seite scheint dieser Entwurf vielseitiger und v. a. differenzierter als die Klassifikation im DSM-III, wo es nur ein Schmerzsyndrom dieser Art, nämlich die Psychalgie gibt, die im DSM-III-R dann zum somatoformen Schmerzsyndrom wird.

Schließlich verdanken wir Engel auch einen – heute bald 30 Jahre alten – Entwurf der Psychodynamik dieser Kranken, den er in der genannten Arbeit entwickelte. Engel faßte folgende Punkte zusammen, die er pathogenetisch bei den Kranken mit chronischen Schmerzen beobachtete:

1) Deutliche Hinweise auf bewußte oder unbewußte Schuldgefühle, wobei das Schmerzsyndrom als Sühne und damit als Entlastung dient.
2) Einen lebensgeschichtlichen Hintergrund, der dazu prädisponiert, Schmerz in diesem Sinne einzusetzen. (Seither wurden insbesondere die auffallend häufigen realen Mißhandlungen dieser Patienten für die Ätiologie betont).
3) Eine lange Geschichte von Leid und Niederlagen und eine Intoleranz für Erfolg, wie man sie insbesondere bei masochistischen Charakterstrukturen findet. Dies entspricht einer unbewußten Neigung im Leben, Schmerz aktiv zu provozieren, wie die lange Liste von schmerzhaften Verletzungen, Operationen und Behandlungen zeigt.
4) Starke aggressive Bedürfnisse, die nicht ausgelebt werden können, Schuldgefühle verursachen und durch Schmerz gehemmt werden.
5) Entwicklung von Schmerz als Ersatz für einen Verlust, wenn eine Beziehung bedroht oder auseinander gegangen ist.
6) Eine Tendenz in Richtung sadomasochistischer sexueller Entwicklung mit Auftreten von Schmerzepisoden bei konflikthaften sexuellen Impulsen.
7) Die Schmerzlokalisation ist bestimmt durch vorausgehende Schmerzerfahrungen oder durch unbewußte Identifizierungen mit sozialen Bezugspersonen. Dabei können die Schmerzen dieser Personen in der Realität oder nur in der Phantasie des Patienten bestehen.

Wenn man versucht, die im engeren Sinne erklärenden Prinzipien in diesen und anderen Beschreibungen der Psychodynamik herauszuarbeiten, so handelt es sich um höchstens 4, vielleicht sind es auch nur 3: an erster Stelle ist der von Freud – übrigens im Rahmen eines psychogenen Schmerzsyndroms – beschriebene *Konversionsmechanismus* (1895) zu nennen. Hier stellt das Symptom eine körpersprachlich ausgedrückte Symbolisierung unbewußter Wünsche und Befürchtungen dar. Das zweite ist der *narzißtische Mechanismus*. Hier entsteht im Symptom eine Substitution für den Ausfall psychischer Basisleistungen, insbesondere des Selbstwertgefühls. Man könnte auch von einer „psychoprothetischen Funktion" des Symptoms sprechen. Möglicherweise ist dieser Substitutionsvorgang in der Symptombildung des Schmerzes auch nicht mehr als die Symbolisierung eines Ersatzes. Dann handelte es sich ebenfalls um einen Konversionsvorgang im weiteren Sinne. Das 3. Prinzip wäre die *primäre* (nicht konvertierte) *Umwandlung von Affekten* in körperliche Spannungszustände. Hier entsteht der Schmerz über die erhöhte Muskelspannung als Folge eines primär körperlich erlebten Affektdrucks. Für die Affektentwicklung muß man hier eine sog. mangelhafte Desomatisierung annehmen. Schließlich, und dies scheint in der psychologischen Schmerzforschung das einzig ätiologisch eingeführte Prinzip, werden *Lernvorgänge*, insbesondere das operante Konditionieren, ursächlich angeführt.

An dieser Stelle unserer Überlegungen möchten wir vom Kranken mit chronischen (psychogenen) Schmerzen zum *Rheumakranken* überleiten. Das Rheuma umfaßt heute eine sehr vielfältig gegliederte nosologische Gruppe, zahlenmäßig am relevantesten sind jedoch die akute rheumatoide Arthritis, die primär chronische Polyarthritis (PcP) und der Weichteilrheumatismus (die Fibromyalgie). Schmerzen sind neben der Bewegungseinschränkung das Leitsymptom rheumatischer Erkrankungen und die PcP ist ein Krankheitsbild mit chronischen Schmerzen. Diagnostisch bestehen insbesondere zu den Patienten mit chronischen Schmerzen im Bereich der Diagnose eines Weichteilrheumatismus breite Überschneidungen. Es ist für die Patienten offenbar um ein Vielfaches weniger diskriminierend, ein Rheumatiker als ein Schmerzneurotiker zu sein, und so fanden wir die Fehldiagnose eines Weichteilrheumatismus auch bei einigen der über 700 Schmerzkranken, die wir in den letzten 5 Jahren in der Schmerzambulanz der Klinik für Anästhesiologie in Mainz psychosomatisch und testpsychologisch gründlich untersuchten. Natürlich wird sich der größte Teil der als Weichteilrheumatiker diagnostizierten Schmerzkranken in den Rheumaambulanzen finden lassen.

Was ist nun der psychosomatische Beitrag zum Verständnis des Rheumas? Inzwischen gibt es nach unserer Schätzung bereits einige 100 Arbeiten zum Thema Rheuma und Psyche im weiteren Sinne. Diese beziehen sich vor allem auf die PcP und das Weichteilrheuma. Das Hauptinteresse im Rahmen unserer Überlegungen gilt jedoch dem Zusammenhang von Schmerz und Rheuma, weswegen wir v. a. diese Linie verfolgen möchten.

Auf den ersten und naiven Blick „macht" die rheumatische Entzündung den Schmerz, und der PcP-Patient mit den ausgedehntesten Gelenkveränderungen müßte der mit den größten Schmerzbeschwerden sein. Jeder Rheumatologe weiß aber, daß dem nicht so ist. Eine neuere und sehr gründliche Studie von Lichtenberg et al. (1986) bestätigt natürlich die Rolle des Ausmaßes der arthritischen Gelenkveränderung als Prädiktor für die Schmerzbeschwerde, aber dieser Faktor klärt in einer multiplen Regressionsanalyse nur 14%, während psychische Faktoren 41%, also die knappe Hälfte der Gesamtvarianz für die Schmerzvoraussage erklären. Als stärkster Prädiktor erwies sich die allgemeine Hypochondrie, wie sie im MMPI erfaßt wird, mit 35% der Gesamtvarianz. Weitere Fakten mit *negativer* Korrelation zur Schmerzintensität waren die finanzielle Zufriedenheit, die soziale Aktivität und ein Gesundheitsbewußtsein (Beachtung von Diät u. ä.). Dem gegenüber ließ ein starkes Interesse (Sorgen) an körperlichen Vorgängen und ein diffuses Beschwerdemuster eine hohe Schmerzintensität erwarten.

Es sind also Variablen der Persönlichkeit und des Sozialverhaltens, die – überraschend unabhängig von den körperlichen Veränderungen – über die erlebte rheumatische Schmerzintensität mitentscheiden.

In einer Untersuchung an über 700 Rheumapatienten fanden Kazis et al. (1983), daß das Schmerzerleben seinerseits am stärksten zur Einschätzung der Patienten über ihren allgemeinen Gesundheitszustand beiträgt. Zur Therapiecompliance trug der Schmerz stärker als physische oder psychische Behinderungen bei. Dem Schmerzerleben kommt somit eine zentrale Bedeutung in der Einschätzung des gesundheitlichen Gesamtzustandes rheumatischer Patienten zu. Vom Schmerz her gibt es auch relevante Beziehungen zur Verstimmung. Moldofsky u. Chester (1970) arbeiteten einen differenzierbaren Schmerz-Stimmungs-Zusammenhang bei PcP-Patienten heraus. Die eine Patientengruppe zeigte die zu erwartende positive Korrelation zwischen Stimmungsveränderung und Schmerzintensität. Die andere Gruppe bot hingegen ein paradoxes Verhalten. Ihnen ging es seelisch besser, wenn die Schmerzintensität hoch war und umgekehrt. Diese Patientengruppe hatte objektiv eindeutig schlechtere Krankheitsverläufe als die erstgenannte Gruppe. Stellt man diesen Befund in Vergleich zu dem, was wir eingangs über die masochistische Persönlichkeitsstruktur vieler Kranker mit chronischen Schmerzen referierten, erstaunt dieser Verlauf nicht. Wenn körperliche Krankheit psychisches Leiden mindert, wählt der Patient unbewußt den Weg der Krankheitsverschlechterung. Solche Befunde werden auch dadurch gestützt, daß Rheumaerkrankungen junger Kinder nach verschiedenen Stadien (zit. nach Anderson et al. 1985) insgesamt weniger schmerzhaft verlaufen und erst mit zunehmendem Alter nähern sich das Schmerzerleben und seine Stimmungsbeeinflussung dem von Erwachsenen an. Wir interpretierten diese Befunde so, daß es sich hier um den sekundären Erwerb von negativer Bedeutungshaltigkeit der Schmerzen handelt.

Das ursprüngliche Thema der psychorheumatischen Forschung war die Suche nach einer sog. *Arthritispersönlichkeit* mit spezifischen Konfliktverarbeitungen gewesen. Einem solchen Konstrukt gegenüber zeigt die Mehrzahl der heutigen Autoren Zurückhaltung. Zwar brachte eine Reihe von Studien auffallende Abweichungen im Persönlichkeitsmuster erwachsener Rheumatiker, aber die erheblichen methodischen Probleme fast aller Untersuchungen erlauben keine einfache Bestätigung. So ist in keiner Studie die Persönlichkeitsveränderung sicher von der sekundären Beeinflussung durch den Krankheitsverlauf selbst abzugrenzen. In diesem Sinne wären z. B. die Ergebnisse mehrerer Arbeitsgruppen zu verstehen, die bei Neuerkrankungen an PcP sehr viel weniger Persönlichkeitsauffälligkeiten fanden als nach jahrelangem Verlauf (zit. nach Anderson et al. 1985). Da alle Daten retrograd gewonnen wurden, sind ätiologische Aussagen auf dieser Basis kaum möglich. Weitere Einschränkungen waren die meist unzureichende Berücksichtigung der nosologischen Untergruppen des Rheumas, das Problem der Auswahl der Kontrollgruppen und die völlige unzulängliche Erfassung der sozioökonomischen Variablen der untersuchten Patienten. Weniger Probleme hingegen macht die Sicherung der Tatsache, daß Rheumapatienten vor der Erkrankung offensichtlich eindeutig mehr belastende Erlebnisse zu verarbeiten haben als Gesunde. So interessant dieser Befund ist, nach unserer Einschätzung ist er wahrscheinlich ein unspezifischer, denn wir finden in der Anamnese vieler Patienten mit den diversesten chronischen Erkrankungen eine ähnliche Häufung von objektivierbaren Belastungen, heute meist als Life-events bezeichnet (Zusammenstellung der Rheumaliteratur diesbezüglich bei Anderson et al. 1985, S. 362 ff.).

Bei unseren eigenen Vergleichsstudien, über die ich abschließend sprechen werde, gewannen wir zunehmend den Eindruck, daß es die *Krankheitsverarbeitung* ist, welche wahrscheinlich von den Persönlichkeitsvarianten am stärksten abhängt. So einleuchtend Alexanders (1950) Ausführungen über die ätiologische Rolle der gehemmten Motorik und der unterdrückten rebellierenden Aggressivität sind – sie scheinen uns kaum von der Funktion der Auseinandersetzung mit den Krankheitsfolgen abgrenzbar. Das mag an einem einzelnen Beispiel noch verdeutlicht werden. Alexanders Arbeitsgruppe hatte ausschließlich Frauen untersucht und in der Beschreibung der Psychodynamik besonderes Gewicht auf die Verweigerung der weiblichen Geschlechtsrolle und der Sexualität gelegt. Die gestörte Sexualität der Rheumatikerinnen muß 35 Jahre später als gut gesichert angesehen werden. Zwar befaßten sich erstaunlich wenige Untersucher mit dieser Fragestellung, jedoch sind die Ergebnisse weitgehend übereinstimmend. Als Beispiel seien Yoshino u. Uchida (1981) zitiert, die fanden, daß mehr als 50% der Patientinnen mit PcP über einen Verlust der Libido, orgasmische Dysfunktionen und reduzierte Häufigkeit des Verkehrs berichteten. In allen Untersuchungen waren diese Einschränkungen jedoch erst *nach* Beginn des Rheumaleidens aufgetreten, was angesichts eines mit starken Schmerzen und Bewegungseinschränkungen einhergehenden Krankheitsbildes gar nicht so verwunderlich ist. Solche Befunde müssen nicht der Konzeption eines „männlichen Protestes", wie Alexander ihn beschrieb, widersprechen, sie können allerdings eine solche Annahme auch nicht stützen. Gleiches gilt im Prinzip für die einfühlsame Analyse der Partnerinteraktionen Rheumakranker, welche Jordan et al. 1987 dargestellt haben. Wir fanden in dieser Studie keinen Ansatz, der die beschriebenen Partnerinteraktionen Rheumakranker von den uns vertrauten bei Kranken mit chronischen Schmerzen unterscheiden ließ. Die Frage nach der Spezifität bleibt *das* Problem einer psychodynamisch konzipierten Psychosomatik.

Aus den genannten Gründen gilt unser Interesse zunehmend den im engeren Sinne stärker adaptiven Ich-Leistungen von Kranken mit chronischen Schmerzen und Rheuma. Obwohl wir einige Überschneidungen der verschiedenen nosologischen Gruppen erwartet hatten, wurden wir durch das Ausmaß der Übereinstimmungen doch überrascht.

Unsere Untersuchung arbeitete mit 2 adaptiven Konstrukten. Zum einen galt unser Interesse dem psychoanalytischen Abwehrkonstrukt. Dieses Konzept schien in den letzten Jahren völlig zugunsten des Copingkonzeptes vernachlässigt worden zu sein, welches zur Erfassung von Streßbewältigung entworfen worden war. Zwischenzeitlich hat sich jedoch auch bei den Copingmechanismen eine Differenzierung zwischen State-Coping und Trait-Coping ergeben, wobei letzteres dem psychoanalytischen Abwehrkonzept, aus dem es sich entwickelt hatte, wieder nahe kommt. Unser 2. Konstrukt war das abnorme Krankheitsverhalten, auf dessen Rolle bei der Entstehung und Aufrechterhaltung von Schmerzen Pilowsky (1969, 1987) hingewiesen hat. Obwohl es sich beim Krankheitsverhalten um ein behaviouristisches Konzept handelt, enthält es in der Konzeption Pilowskys zahlreiche psychodynamische Elemente und müßte korrekter als *Krankheitserleben* bezeichnet werden.

Untersucht wurden 3 Patientengruppen:[1] 84 Patienten mit einem psychogenen Schmerzsyndrom im Sinne des DSM-III (Psychalgie), 47 Patienten mit einem Weichteilrheuma (primäre Fibromyalgie) im Sinne der Kriterien von Yunus (1983) sowie 63 Patienten mit einer chronischen rheumatoiden Arthritis nach den Kriterien der American Rheumathologic Association (ARA-Kriterien, 1959). Alle Patienten füllten deutsche Fassungen des Illness Behaviour Questionnaire (IBQ, Pilowsky u. Spence, 1983) und des Defence Mechanisms Inventory (DMI, Gleser u. Ihilevich 1969, deutsche unveröffentlichte Fassung Hentschel u. Wiemers 1986) aus. Die Kontrollgruppe bei IBQ besteht aus 158 unselektierten Patienten aus einer Allgemeinpraxis ohne chronische Schmerzsyndrome; beim DMI hatten wir zum Zeitpunkt der Untersuchung nur eine Kontrollgruppe von Psychologiestudenten.

Der IBQ[2] besteht aus folgenden Skalen:

1) „general hypochondriasis" (GH) – ein Maß (entgegen der Bezeichnung) für eher phobisch-angsthafte Krankheitsbefürchtungen,
2) „disease conviction" (DC) – charakterisiert eine psychische Fixiertheit auf das Symptom und die Überzeugtheit von einem Krankheitsgeschehen,
3) „psychological versus somatic focusing" (PS) – charakterisiert die Bereitschaft jeweils stärker psychische oder stärker somatische Usachen für die Beschwerden anzunehmen,
4) „affective inhibition" (AI) – charakterisiert das Ausmaß der emotionalen Gehemmtheit,
5) „affective disturbance" (AD) – charakterisiert affektive Gestörtheit, insbesondere Angst und Depression,
6) „denial" (D) – erfaßt das Ausmaß der Verleugnung von Belastungen und Erklärung von psychischen Problemen durch Krankheit.
7) „irritability" (I) – erfaßt das Ausmaß der interpersonalen Reizbarkeit.

---

[1] Für ihre Unterstützung bei der Durchführung der Studie sei Herrn Dr. H. v. Wilmowsky und Frau Dr. M.-L. Rudolf, Bundesknappschaftskrankenhaus Püttlingen, Abt. Rheumatologie (Leiter: Dr. H. v. Wilmowsky) herzlich gedankt.
[2] Der IBQ wurde von uns übersetzt und an über 900 Patienten neu validiert. Die Veröffentlichung dieses „Fragebogens zum Krankheitserleben" (FKE, Egle) steht bevor.

Tabelle 1. IBQ-Score: Vergleich von Patienten mit psychogenen Schmerzen *(PP)* mit Kontrollgruppe

	Kontrollgruppe (n = 158)	PP (n = 84)	p
GH	2,06	2,87	0,003
DC	1,37	2,82	0,000
P/S	1,85	1,58	0,047
AI	2,53	2,88	0,078
AD	1,81	3,07	0,000
D	3,19	3,31	0,381
I	1,48	2,70	0,000
AS	5,36	8,64	0,000
DA	4,52	6,24	0,000
DF	48,85	60,05	0,000
WI	4,37	5,54	0,001

Darüber hinaus gibt es noch 4 weitere Skalen, die sich aus anderen zusammensetzen. Der Whiteley-Index ist das eigentliche Maß für Hypochondrie (WI), „affective state" (AS) und „disease affirmation" (DA) sind noch einmal weitere Beschreibungen von Affektstatus und Krankheitsüberzeugung. Schließlich gibt die DF-Skala die Wahrscheinlichkeit einer Konversionssymptomatik wieder.

Beim Vergleich der psychogenen Schmerzpatienten (PP) mit der Kontrollgruppe zeigen sich im IBQ hochsignifikante Unterschiede in fast allen Skalen, nur bezüglich Verleugnung (D) und affektiver Hemmung (AI) besteht kein signifikanter Unterschied zwischen beiden Gruppen. Zusammenfassend zeigen im Vergleich zur Kontrollgruppe psychogene Schmerzpatienten (im Sinn der Psychalgie des DSM-III) ein sehr viel ausgeprägteres somatisches Krankheitsverständnis sowie signifikant höhere Werte bezüglich Angst, Depression, phobischen und hypochondrischen Befürchtungen (Tabelle 1).

Auch Rheumatologen neigen dazu, bei Weichteilrheuma psychosomatische Faktoren anzunehmen. Insofern überrascht nicht, daß die Patienten mit Fibromyalgiesyndromen (FS) ebenfalls ein ausgeprägtes Krankheitsverhalten zeigen, welches wie bei der Psychalgiegruppe nur in den beiden Skalen AI und D sich nicht von der Kontrollgruppe unterscheidet (Tabelle 2). Die Weichteilrheumapatienten weisen sogar eine noch stärkere somatische Orientierung (DC, P/S, DA) als die Psychalgiepatienten auf. Das sind die Differenzen, die im rechten Wahrscheinlichkeitsfeld aufgetragen wurden, während in fast allen übrigen Skalen beide Gruppen übereinstimmen. Zum Vergleich ist links noch die Kontrollgruppe mit angegeben. Diese Ergebnisse hatten wir also so oder so ähnlich erwartet.

Ausgesprochen überraschend waren hingegen die Ergebnisse des Vergleichs der Patienten mit PcP bzw. rheumatoider Arthritis (RA). Auch sie zeigen nun nach der Definition von Pilowsky ein abnormes Krankheitsverhalten, welches in erster Linie auf einem ausgeprägten körperlichen Krankheitsverständnis (DA, P/S, DC), einer hohen Verleugnung (D) sowie hypochondrischen

Tabelle 2. IBQ-Score: Vergleich von Patienten mit psychogenen Schmerzen *(PP)* mit der Fibromyalgiegruppe *(FS)*

	Kontrollgruppe (n = 158)	PP (n = 84)	FS (n = 47)	p ≦
GH	2,06	2,87	2,94	n.s.
DC	1,37	2,82	3,46	0,01
P/S	1,85	1,58	1,08	0,04
AI	2,53	2,88	2,83	n.s.
AD	1,81	3,07	2,85	n.s.
D	3,19	3,31	3,04	n.s.
I	1,48	2,70	2,46	n.s.
AS	5,36	8,64	8,25	n.s.
DA	4,52	6,24	7,38	0,01
DF	48,85	60,06	68,15	0,03
WI	4,37	5,54	6,92	0,01

Tabelle 3. IBQ-Score: Vergleich der Polyarthritisgruppe *(RA)* mit der Kontrollgruppe

	Kontrollgruppe (n = 158)	RA (n = 63)	p
GH	2,06	3,11	0,000
DC	1,37	3,35	0,000
P/S	1,85	1,08	0,000
AI	2,53	3,19	0,003
AD	1,81	2,10	0,406
D	3,19	3,76	0,002
I	1,48	1,90	0,077
AS	5,36	7,11	0,007
DA	4,52	7,27	0,000
DF	48,85	69,10	0,000
WI	4,37	6,90	0,000

Befürchtungen (GH) beruht (Tabelle 3). Bezüglich Angst und Depression (AD) bestehen ebenso wie bezüglich Irritabilität (I) keine signifikanten Unterschiede zur Kontrollgruppe. Das heißt, daß chronische Verläufe beim Gelenkrheuma sich in ihrem Krankheitsverhalten offensichtlich nicht nennenswert von chronischen Verläufen beim psychogenen Schmerzsyndrom zu unterscheiden scheinen.

Der statistische Vergleich beider Gruppen belegt dies auch (Tabelle 4). Beide zeigen ein abnormes Krankheitsverhalten. Die PcP-Gruppe (RA) ist im Vergleich zur psychogenen Gruppe (PP) noch stärker somatisch orientiert (P/S), zeigt einen höheren Verleugnungsscore (D), allerdings geringere Werte für Angst und Depression (AD). Man sollte diesen Unterschied beachten, weil hohe affektive Werte in der Regel für stärker neurotische Störungen sprechen.

Tabelle 4. IBQ-Score: Vergleich der Patienten mit psychogenen Schmerzen *(PP)* mit der Arthritisgruppe *(RA)*

	Kontrollgruppe (n = 158)	PP (n = 84)	RA (n = 63)	p ≤
GH	2,00	2,83	3,11	n.s.
DC	2,00	2,79	3,35	0,02
P/S	1,81	1,56	1,08	0,02
AI	2,48	2,85	3,19	n.s.
AD	1,78	3,04	2,10	0,000
D	3,13	3,27	3,76	0,05
I	1,46	2,67	1,90	0,004
AS	5,24	8,57	7,11	n.s.
DA	5,19	6,20	7,27	0,04
DF	48,42	59,70	68,98	0,04
WI	4,22	5,48	6,90	0,002

Es folgen die Vergleiche der genannten 3 Patientengruppen mit dem Defence Mechanism Inventory (DMI). Dieses basiert auf 5 Skalen bzw. grundsätzlichen Abwehrbewegungen:

1) „reversal" (REV) faßt Verdrängung, Verleugnung, Reaktionsbildung, Verneinung und Ungeschehenmachen zusammen,
2) „turning against self" (TAS) beschreibt masochistische, autoaggressive Tendenzen,
3) „turning against object" (TAO) beinhaltet Identifikation mit dem Aggressor und Verschiebung,
4) „principalisation" (PRN) beinhaltet Intellektualisierung, Rationalisierung und Isolierung,
5) „projection" (PRO) rechtfertigt den Ausdruck von Aggression, wenn diese einer anderen Person als Verursacher zugeschrieben wird.

In Tabelle 5 werden wieder 3 Schmerzgruppen verglichen, die psychogene, die PcP und die Weichteilrheumagruppe. Daneben ist eine Kontrollgruppe von Psychologiestudenten aufgetragen, die uns von 3. Seite zur Verfügung gestellt wurde. Wir besaßen bei Durchführung der Studie noch keine eigene Kontrollgruppe und konnten deshalb auch keine statistische Differenz berechnen. Es zeigt sich jedoch, daß alle 3 Schmerzgruppen im Vergleich zur Kontrollgruppe deutlich erhöhte Werte bezüglich der Wendung gegen das Objekt (TAO), aber auch bezüglich der Wendung gegen das Selbst (TAS) und – zumindest die psychogene Schmerz- und die Fibromyalgiegruppe – bezüglich der Projektion (PRO) zeigen. Dagegen sind die Werte für Umkehrvorgänge (REV) und Verallgemeinerung (PRN) bei allen 3 Schmerzgruppen deutlich erniedrigt. Die Wendung gegen das Objekt wird damit, sehr zu unserer Überraschung, als Hauptabwehrbewegung von Patienten mit prinzipiell unterschiedlicher Genese ihrer Schmerzen sichtbar. Auch ohne statistische Prüfung ist die Signifikanz

Tabelle 5. Vergleich der Patienten mit psychogenen Schmerzen *(PP)* mit der PcP-Gruppe *(RA)* und der Fibromyalgiegruppe *(FS)*

	Kontrollgrupe	PP	RA	FS	p
REV	30,2	20,8	18,7	18,1	n.s.
TAS	28,9	32,9	32,0	32,2	n.s.
TAO	26,8	43,1	40,2	43,3	0,01
PRN	30,3	22,4	19,3	20,7	n.s.
PRO	27,8	32,2	29,9	32,7	n.s.

evident: die Unterschiede zur Kontrollgruppe betragen mehr als eine Standardabweichung.

Wie schon im Krankheitsverhalten überraschte uns jetzt die erstaunliche Ähnlichkeit aller 3 Schmerzgruppen hinsichtlich ihrer Abwehrstruktur.

Wir möchten zum Abschluß versuchen, diesen Punkt zu erörtern:

1) Zum einen wäre denkbar, daß der lange Krankheitsverlauf mit seinem im Vordergrund stehenden Schmerzerleben bei den verschieden determinierten Schmerzzuständen letztlich zu ähnlichen Reaktionsmustern führt. Das würde sich mit vielen der oben referierten Befunde decken. Dagegen spricht aber, daß Patienten mit akuter Polyarthritis, die wir in der Zwischenzeit auch untersucht, aber hier nicht dargestellt haben, in ihrem Abwehrmuster sich ebenfalls nicht unterscheiden.

2) Auch wenn die Psychalgie nach DSM-III und die Fibromyalgie nach Yunus definiert wurden, ist mit großer Wahrscheinlichkeit davon auszugehen, daß sich beide Gruppen überschneiden. Das heißt, daß wahrscheinlich die Mehrzahl der Weichteilrheumapatienten auch die Psychalgiekriterien im Sinne des DSM-III erfüllten. Wäre also eine Übereinstimmung vielleicht zwischen diesen beiden Gruppen noch gerade eben durch unkontrollierte Überschneidungen zu erklären, so gälte dies in keinem Fall für die PcP-Gruppe.

3) Da unsere PcP-Gruppe ausschließlich stationäre Patienten umfaßt, muß diskutiert werden, ob dies eine Selektion bezüglich einer in ihrem Krankheitsverhalten auffälligen Subpopulation des chronischen Gelenkrheumas darstellt. Viele Rheumatiker vermeiden eine stationäre Aufnahme, wann immer es möglich ist. Möglicherweise geht von hier aus also eine nennenswerte Verfälschung aus.

Literatur

Alexander F (1971, ¹1950) Psychosomatische Medizin. De Gruyter, Berlin New York

Anderson KA, Bradley LA, Young LD, McDaniel LK, Wise CM (1985) Rheumatoid arthritis: Review of psychological factors related to etiology, effects, and treatment. Psychol Bull 98:358–387

Engel GL (1959) „Psychogenic" pain and the pain-prone patient. Amer J Med 26:899–918

Freud S (1895) Studien über Hysterie. (Gesammelte Werke, Bd 1, S 75; Fischer Frankfurt am Main, 1966 ff.)

Gildenberg PL, De Vaul RA (1985) The chronic pain patient. Evaluation and management. Karger, Basel München Paris London New York Tokyo Sydney

Gleser G, Ihilevich D (1969) An objective instrument for measuring defence mechanisms. J. Consult Clin Psychol 33:51–60

Jordan J, Rothhaupt J, Overbeck G (1987) Interpersonelle Konfliktabwehr bei entzündlich-rheumatisch Erkrankten – Ergebnisse einer empirisch psychoanalytischen Untersuchung. Psychother Psychosom Med Psychol 37:111–120

Kazis LE, Meenan RF, Anderson JJ (1983) Zit. nach Anderson et al (1985)

Lichtenberg PA, Swensen CH, Skehan MW (1986) Further investigation of the role of personality, lifestyle and arthritic severity in predicting pain. J Psychosom Res 30:327–337

Melzack R, Wall PD (1982) The challenge of pain. Basic Books, New York

Merskey H, Spear FG (1967) Pain: Psychological and psychiatric aspects. Baillere, Tindal & Cassell, London

Moldofsky H, Chester WJ (1970) Pain and mood patterns in patients with rheumatoid arthritis: A prospective study. Psychosom Med 32:309–318

Pilowsky I (1969) Abnormal illness behaviour. Br J Med Psychol 42:347–351

Pilowsky I (1987) Affective disorders and pain. Vortrag 5. Schmerz-Weltkongreß, Hamburg. Pain, Suppl 4:212

Pilowsky I, Spence ND (1983) Manual of the Illness Behaviour Questionnaire (IBQ). Universität Adelaide, Adelaide

Pilowsky I, Smith QP, Katsikitis M (1987) Illness behaviour and general practice utilisation: A prospective study. J Psychosom Res 31:177–184

Yoshino S, Uchida S (1981) Zit. nach Anderson et al (1985)

Yunus MB (1983) Fibromyalgia syndrome: A Need for uniform classification. J Rheumatol 10:841–844

Psychologische Schmerzforschung: Diagnostik und Therapie

G. Krüskemper

Einleitung

Erkrankungen des rheumatischen Formenkreises sind durch dauernde oder intermittierende Schmerzen gekennzeichnet. „Hinter dem subjektiv empfundenen Symptom Schmerz am Bewegungssystem steht eine Vielzahl unterschiedlicher pathogenetischer Mechanismen, deren Analyse wichtigste ärztliche Aufgabe ist und bleibt, auch wenn der Schmerz zu relativ raschem Handeln zwingt" (Engel u. Ströbel 1985, S. 1). Für die entzündlichen und degenerativen rheumatischen Erkrankungen gibt es bis heute keine Kausaltherapie (Kindler 1978). Bei einigen Erkrankungen des rheumatischen Formenkreises kann mit physikalischer Therapie oder operativen Eingriffen die Quelle des Schmerzes beseitigt werden (Krämer 1985). Da die persönliche und volkswirtschaftliche Bedeutung schmerzhafter Erkrankungen des Bewegungsapparates groß ist (Zimmermann u. Seemann 1986), wird neben der medizinischen Erforschung ätiologischer und pathogenetischer Mechanismen die Therapie der Schmerzen bei den rheumatischen Erkrankungen einen wichtigen Platz behalten.

Die Qualität und Quantität der Schmerzen, die es zu lindern gilt, wird dem Arzt vom Patienten mitgeteilt. Darüber hinaus gibt das Schmerzverhalten Aufschlüsse über die Beschaffenheit der Schmerzen.

Für eine Reihe von Problemen wäre es aber wünschenswert, wenn die Schmerzen so erfaßt werden könnten, daß zwischen verschiedenen Schmerzzuständen einer Person ein objektiver Vergleich möglich wäre. Dies wäre zur Beurteilung der eingeschlagenen Therapie wichtig. Für die gerechte Verteilung der Mittel aus der Solidargemeinschaft der Versicherten ist zu fordern, daß auch interpersonelle Unterschiede systematisch erfaßt werden können (Bundesdrucksache 8/1980, 10/1983).

Außer der Belastung durch Schmerz ist dem Patienten noch die Bewältigung von Funktionseinschränkungen und Gestaltveränderungen auferlegt (Abb. 1). Funktionseinschränkung, Schmerz und Gestaltveränderung sind interdependent verknüpft. Sie führen zu Konsequenzen, die wiederum die Krankheitssituation beeinträchtigen. Diese Konsequenzen sind emotionaler Art, behavioral und sozial. Die emotionalen und behavioralen Konsequenzen sind durch den Leidenden direkt zu beeinflussen, während dies bei den sozialen Konsequenzen (z. B. dem Verlust von Arbeitsplatz oder Ehepartner) nur begrenzt möglich ist.

Schmerz ist immer ein Gegenstand von Bewältigungsversuchen durch die Leidenden gewesen. Wir dürfen auch heute davon ausgehen, daß jeder Patient mit chronischen Schmerzen Mittel und Wege sucht mit ihnen umzugehen (Avia u. Kanfer 1980). Die Erfolge der pharmakologischen Forschung bei der Schmerzbewältigung haben vorübergehend von psychischen Verfahren des Umgangs mit Schmerzen abgelenkt. Die sich deutlicher darstellende Versagensquote der medikamentösen Schmerzbekämpfung und die sich mehrende Furcht vor unerwünschten Wirkungen haben das Interesse an psychologischer Schmerzforschung in den letzten 10 Jahren wieder erheblich gesteigert (Melzack 1978; Larbig 1982; Zimmermann u. Handwerker 1984; Keeser et al. 1982; Turk 1977).

Psychologische Schmerzdiagnostik

Im ärztlichen Alltag genügt die Mitteilung des Patienten über seinen Schmerzzustand. Der Arzt kann durch Fragen seinen Wissensstand verbessern. Gemeinsam wird ein Therapieprogramm zur Schmerzlinderung ausgearbeitet. Die Schwierigkeiten der Schmerzdiagnostik ergeben sich, wenn man darüber hinaus objektive inter- und intrapersonal vergleichbare Daten erhalten möchte (Sehrt 1988). Bereits die Beschreibung der Schmerzzustände hat systematische Fehler. Folgt man den Hinweisen aus der Alexithymieforschung, so unterscheiden sich die Patienten in bezug auf ihre Fähigkeit zu verbalisieren und darüber hinaus *Gefühle* zu verbalisieren (v. Rad 1983; Nemiah 1977). Schmidt-Atzert (1985) hat dieses Problem weiter aufgeschlüsselt. Er fragt, ob die Patienten die Gefühle – also z. B. den Schmerz –

1) unterschiedlich perzipieren,
2) apperzipieren,
3) über unterschiedliche verbale Ausdrucksmöglichkeiten verfügen oder
4) ihre Aussage absichtlich verändern: aggravieren oder dissimulieren.

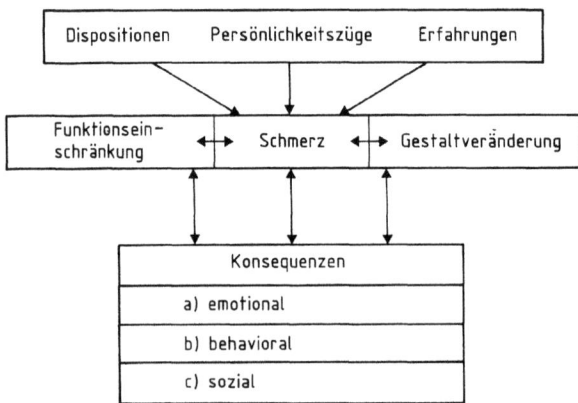

Abb. 1. Die Stellung des Schmerzes im Gefüge schmerzrelevanter Variablen

Die Überlegungen aus der Streßforschung zur Bewältigung aversiver Situationen (Lazarus 1981; Janke et al. 1978) zeigen auf Probleme, die auch für die Schmerzforschung relevant sind. Bei Alexithymie- und Streßforschung hat sich gezeigt, daß sich der notwendige Forschungsaufwand schnell vergrößert, wenn man reliable und valide Feststellungen zur Problematik machen will. Es handelt sich beim Schmerz als seelischem Phänomen um ein Gewebe von interdependenten Variablen, wobei die physiologischen nur einen Teilbereich ausmachen (Zimmermann 1986).

Die experimentelle psychologische Schmerzforschung im Labor (Birbaumer 1984) kann der klinisch-psychologischen Erforschung chronischer Schmerzzustände beim Patienten nur durch Hinweise helfen. Aus praktischen und ethischen Gründen verbietet es sich, im Labor einen Reiz zu setzen, der eine Schmerzwahrnehmung von der Dauer und Stärke klinischer, rheumatischer Schmerzen hat. Die Versuchspersonen können darüber hinaus die Stärke und Dauer der Schmerzen bestimmen und befinden sich somit freiwillig in einer spielerischen Situation (Woodrow et al. 1975). Die Art und Weise wie solche Versuchspersonen mit dem Schmerz umgehen, hat also mehr indikativen Charakter (Weisenberg 1984).

Die Bewältigungsstrategien der Ablenkung, der Transformation und der Fokussierung, die im Laborversuch erprobt worden sind, müssen auf ihre Verwendung durch Patienten und ihre Brauchbarkeit für Kranke überprüft werden. Wie auch bei anderen psychologischen Verfahren, z. B. dem autogenen Training oder der progressiven Muskelentspannung nach Jacobsen ist die Dauer und Intensität des Einsatzes für die Wirksamkeit eine Strategie von besonderer Bedeutung (Schejbal 1981).

Wie aber sollen Veränderungen durch Therapien gemessen werden, wenn kein ausreichendes Meßinstrumentarium zur Verfügung steht. Die Gütekriterien Validität, Reliabilität und Objektivität sind nicht immer geprüft. Gelegentlich kommen Instrumente zum Einsatz, deren Sensibilität gegenüber Veränderungen beim Patienten oder Spezifität bezüglich des Schmerzes unzureichend sind (Basler 1978; Kröner 1981). Ein vertretbarer Umfang der eingesetzten Meßinstrumente spielt sowohl für den Untersucher, wie für die Patienten eine wichtige Rolle. Patienten mit Widerständen gegen psychologische Untersuchungen aus Furcht vor einer Etikettierung als seelisch Behinderte kommen in der ärztlichen Praxis überall vor. Sie nehmen den Umfang von Fragebögen und Tagebüchern zum Anlaß, eine Mitarbeit zu verweigern. Neben diesen klaren Absagen an eine Beteiligung bei psychologischer Schmerzdiagnostik und -therapie, gibt es systematische Fehler, die sich durch die Daten wenig kooperationsbereiter Patienten herstellen. Während die Variablenfülle einerseits ein umfangreiches Instrumentarium nötig macht, sollten die Anforderungen an den Patienten möglichst gering gehalten werden. Das Dilemma wird auch dadurch nicht gelöst, daß man sich der Untersuchung von Teilaspekten widmet, da dabei wegen der gegenseitigen Abhängigkeit der Meßdaten die Zusammenhangsstruktur unberücksichtigt bleibt. Das Ganze ist mehr als die Summe seiner Teile.

Im Bochumer Arbeitskreis Rheuma–Schmerz-Psyche wird versucht, durch einen fortlaufenden Dialog zwischen den Forschern und Therapeuten die Verbesserung und Vereinheitlichung der im deutschen Sprachraum verwendeten Meßinstrumente zu fördern (Krüskemper et al. 1979–1988). Zur Anwendung kommen Instrumente zur Messung des Schmerz*erlebens* und seltener zur Messung des Schmerz*verhaltens*. Schmerzverhalten wird in den meisten Fällen einfach registriert (Medikamentenverbrauch, Arztbesuch usw.; vgl. Fordyce 1976).

Es wurde versucht, die Schmerzintensität und deren Veränderungen durch körperliche Aufgaben festzustellen (Cziske et al. 1985). Dabei stellte sich heraus, daß die Bewältigung einer Aufgabe den gleichen Verfälschungstendenzen unterliegen kann, wie die Beschreibung der Schmerzen (Waddell et al. 1984). In visuellen Analogskalen, wie sie auch bei Schmerztagebüchern verwendet werden (Zimmermann u. Seemann 1986), wird die Schmerzintensität global für einen Zeitpunkt oder einen Zeitraum gemessen (Melzack 1975). Diese Analogskalen sind manipulierbar. Vergessene Daten können in Tagebüchern nachträglich eingetragen werden. Die Patienten können sogar den Entscheidungsprozeß des Therapeuten durch ihre Eintragungen beeinflussen. Dies gilt grundsätzlich auch für andere Fragebogen, die der direkten oder indirekten Schmerzmessung dienen, wie z. B. der Gill Pain Questionnaire (MPQ) (Melzack 1975) oder die revidierte mehrdimensionale Schmerzskala (RMSS; Lehrl et al. 1980). Im MPQ werden sowohl die sensorischen, affektiven als auch die evaluativen Dimensionen des Schmerzerlebens erfaßt. Der Summenscore der 3 Aspekte des Schmerzes ergibt dann ein Maß für die Schmerzerfahrung. Der Test liegt in deutscher Übersetzung vor. Ebenfalls für deutsche Patienten bearbeitet ist der MOPO (Jäckel et al. 1985), mit dem sich therapiebedingte Änderungen der Befindlichkeit des Patienten dokumentieren lassen. Eine Reihe psychologischer Meßinstrumente, die zur Messung anderer Persönlichkeitscharakteristika entwickelt wurden, belegen durch die Inkorporation von Schmerzskalen, daß das Problem des Zusammenhangs erlebter Schmerzen mit anderen psychischen Tatbeständen bereits bekannt war. Viele korrelative Studien haben diese Zusammenhänge bewiesen. Über die Richtungen der gegenseitigen Beeinflussung kann aus korrelativen Studien aber nicht gefolgert werden. Das im amerikanischen Sprachraum am häufigsten gebrauchte Instrument ist der MMPI (Hathaway u. McKinley 1963) und seine Revisionen (Colligan et al. 1983). Die deutsche Übersetzung besorgte O. Spreen (1963). Die MMPI enthält inzwischen über 500 Skalen, die es erlauben, Bezüge nach allen Seiten zu untersuchen und darüber hinaus internationale Vergleiche anzustellen (z. B. Krüskemper 1972). Für die direkte Schmerzmessung ist der MMPI weniger geeignet als für den Nachweis von Zusammenhängen mit anderen Persönlichkeitsvariablen. Diese sind aber sowohl als Konstituenten der Schmerzerfahrung, als auch als Folge von Schmerzen denkbar (Romano u. Turner 1985). Auch bei der Angst kann es sich um schmerzbedingte emotionelle Beeinträchtigungen handeln, v. a. im Zusammenhang mit Krankheiten, deren Progredienz den Patienten belastet (Krüskemper u. Zeidler 1975; Lichtenberg et al. 1986).

Betrachtet man die Situation der psychologischen Schmerzdiagnostik zum gegenwärtigen Zeitpunkt, so kann man feststellen, daß eine intensive Forschung in Gang gekommen ist, nicht zuletzt aufgrund der Überlegungen zu einer Optimierung der medikamentösen Therapie. Dabei wurde die Komplexität des Schmerzerlebens und des Schmerzverhaltens mit den Bedingungen und Konsequenzen systematisch verdeutlicht. Die Erprobung und Verbesserung der Instrumente wird uns einer validen, reliablen, objektiven und ökonomischen Messung der Schmerzintensität und -qualität näher bringen.

Psychologische Schmerztherapie

Patienten mit chronischen Schmerzen müssen ständig bemüht sein, Strategien einzusetzen, die ihren Zustand lindern (Copp 1974). Dabei verwenden sie in Absprache mit ihren Ärzten und Therapeuten v. a. die von Seemann u. Zimmermann (1985) zusammengestellten Schmerztherapien:

Welche Schmerztherapien wenden Sie an?

Medikamentöse Therapie	○	Entzugsbehandlung	○
Physikalische Therapie	○	Manuelle Therapie	○
Therapeutische Lokal- und Leistungsanaesthesie	○	Rückenmarksnahe Opiatapplikationen	
Leitungsanaesthesie	○	Zentrale Stimulation	○
Transkutane Nervenstimulation	○	Laser	○
Akupunktur	○	Verhaltenstherapie	○
Kleine Psychotherapie	○	Körperorientierte psychotherap. Verfahren	○
Entspannungsverfahren	○	Hypnose	○
Biofeedback	○	Neurolytische Nervenblockaden	○
Chirurgische Verfahren	○	Sonstige Verfahren, welche:	
Implantation von Pumpen, Ports, Stimulatoren u. ä.	○		

Darüber hinaus werden viele Copingpläne erprobt, mit denen man der individuellen Beeinträchtigung Herr werden möchte. Turk u. Flor haben 1984 einen Überblick über Studien zur psychologischen Schmerzbewältigung geschrieben. Dabei fällt auf, daß sich die klinisch erprobten Verfahren an Therapien anlehnen, die auch zur Bewältigung allgemeiner Belastungs- und Beanspruchungssituationen angelehnt sind (Florian 1985). Vor allem Krebspatienten (Cleeland u. Tearnan 1986), Kopfschmerzpatienten (Kröner u. Sachse 1981) und Patienten mit Schmerzen des Bewegungsapparates (Turk et al. 1983) wurden in die Untersuchungen einbezogen.

Einige Verfahren sind systematische Weiterentwicklungen von Auseinandersetzungen mit dem Schmerz, wie sie von Leidenden selbst erprobt wurden (z. B. kognitive Techniken wie Ablenkung). Andere entstanden aus den Ergebnissen der experimentellen psychologischen Schmerzforschung (z. B. Biofeedback). Operante Verfahren wurden aus den Erkenntnissen der analytischen Psychotherapie (z. B. aus dem Konzept des sekundären Krankheitsgewinns) und der Verhaltenstherapie (Verstärkung gesunder Verhaltensanteile) entwickelt. In der Regel kommt bei Patienten mit chronischen Krankheiten aus dem rheumatischen Formenkreis eine integrierte Therapie zur Anwendung. Sie besteht aus medikamentöser Schmerztherapie mit den psychologischen Anteilen in Form von Placebowirkungen, aus balneologischen Komponenten, die durch entspannende Therapieanteile auch psychologisch relevante Wirkungen entfalten. Außerdem wird durch Gymnastik Sekundärprophylaxe betrieben und in jüngster Zeit werden auch Interventionen durch Psychologen akzeptiert.

Physiologische Schmerztherapien

Informative Verfahren
- Wissenserweiterung über den Schmerz
- Gespräche über das Schmerzerleben, -verhalten und die Beeinträchtigungen

Behaviorale Verfahren
- Einüben neuer Bewegungsabläufe und Haltungen
  Gebrauch von Hilfsgerät und Stützen erlernen und üben
  Alternative Tätigkeiten erproben und einsetzen

Entspannungsverfahren
- autogenes Training
- progressive Muskelentspannung
- Musiktherapie
- Meditation
- psychologische Nutzung von Bädern, Packungen und Wärmebehandlung
- Biofeedback bei Entspannung

Kognitive Verfahren
- Veränderung der Einstellungen zum Schmerz
- Veränderung der Einordnung des Schmerzes
- sensorische Transformationen
- Aufmerksamkeitslenkung
- Verstärkung der Selbstaufmunterung
- Verstärkung der mentalen Bewältigungskapazität

Operante Verfahren
- Nichtbeachten von demonstrativem Schmerzausdruck und -verhalten
- Erhalt von Kompetenzen und Aktivität
- Medikamentenverschreibungen

Für Patienten mit Erkrankungen des rheumatischen Formenkreises laufen z. Z. eine Reihe von Studien in der Bundesrepublik, die Krankheit- und Schmerzbewältigung untersuchen (Krüskemper et al. 1979–1988). Insgesamt sind aber methodisch einwandfreie Studien selten (Turk u. Flor 1984) und zusammenfassende Darstellungen stehen noch aus. Die Ausarbeitung des theoretischen Bezugsrahmens wird derzeit ebenfalls vorangetrieben (Dohrenbusch 1988; Geissner 1988), um die verwendeten Therapieelemente begründeter zu verknüpfen.

Entspannende Verfahren werden besonders häufig angewendet, um den Circulus vitiosus zwischen Schmerz-Muskelverspannung und vermehrtem Schmerz zu durchbrechen. Die Biofeedbackmethode hilft dabei, den erreichten Entspannungsgrad wahrzunehmen. Die Intensität und Dauer der Übungen sowie der Übungszeitraum sind für den Erfolg von entspannenden Verfahren von entscheidender Bedeutung (Schejbal 1981). Für chronisch an Rheuma Erkrankte werden die schmerzmodulierenden Erfolge von Patienten mit andersartigen chronischen Schmerzzuständen verwertet. Problematisch ist die Anwendung, wenn sie mit den Wirkungen von Maßnahmen interferieren, die der Patient selbst entwickelt hat. Zu den informativen Verfahren gibt es Hinweise in den Fachzeitschriften, zum Thema Schmerz (Zimmermann u. Seemann 1985) aber noch keine systematische Zusammenfassung. Bei dem Treffen der Rheumaliga wird von den in obiger Übersicht erwähnten Verfahren und Verfahrensteilen in unterschiedlichem Maße Gebrauch gemacht. Auch hier wird eine Übersicht über Effizienz und optimierten Einsatz erst in Zukunft geleistet werden können. In der Rheumaliga, in den Rheumakliniken, in orthopädischen Kliniken und Kliniken wird in wachsendem Umfang die Bedeutung und der Nutzen einer umfassenden Schmerztherapie erkannt. In Kooperation von Ärzten, Psychologen und Bewegungstherapeuten werden die Erkenntnisse der verschiedenen Disziplinen integriert. Die Arbeit an der Motivation des Patienten, die besonders bei den behavioralen Verfahren bisher zu kurz kam, muß von den Psychologen erst noch in Angriff genommen werden. Durch mangelnde Compliance beim Gebrauch der Hilfsgeräte und Stützen aus Scham und Unkenntnis wird die Bewältigungskapazität und der Aktivitätsgrad beeinträchtigt mit negativen Folgen für das Schmerzerleben.

Eine wichtige Domäne der psychologischen Schmerztherapeuten sind die kognitiven Verfahren der Schmerzbewältigung. Wenn der Schmerz operativ, medikamentös und balneologisch nur reduziert, nicht aber völlig beseitigt werden kann, so muß dieses aversive Erleben bewältigt werden. Dazu hilft eine Veränderung der Einstellung zum Schmerz, die Akzeptanz der chronischen Beeinträchtigung der Gefühle und Fähigkeiten. Dem Gefühl der Ohnmacht und Hilflosigkeit wird durch Training und Verstärkung ablenkender, selbstaufmunternder, bagatellisierender mentaler Prozesse gegengesteuert. Deprimierende und aggravierende Kognitionen werden systematisch verringert. Dadurch wächst beim Patienten das Gefühl der Kompetenz, mit den verbleibenden Schmerzen umgehen zu können. Der Schmerz erhält eine zeitliche, lokale und intensive Struktur, wodurch das Erleben der Überwältigung eingedämmt wird. Geissner (1988, S. 79f.) gibt eine heute übliche Einteilung der eingesetzten Strategien wieder:

- Ablenkung durch Imagination,
- imaginative Reiztransformation,
- imaginative Kontexttransformation,
- Aufmerksamkeitsfokussierung auf Umgebungsmerkmale, mentale Ablenkung,
- sog. Somatisierung.

Die pessimistische Einschätzung der Wirkungen und Verwendbarkeit dieser Verfahren bei der Schmerzbewältigung (Turk et al. 1983) ist ebenso wenig wissenschaftlich begründet, wie die eher optimistische Einstellung der Psychologen, die diese Verfahren jetzt im deutschen Sprachraum erproben (Cziske et al. 1985). Der Erprobungszeitraum für so komplizierte und therapeutensensible Verfahren ist noch zu kurz. Es wird bei Psychotherapien immer stärker als bei der Applikation von Medikamenten auf die Patient-Therapeut-Passung ankommen, daher muß man bei der Evaluation psychologischer Schmerztherapien immer mit größeren Varianzen rechnen, die sich nur durch die Einbeziehung der Variablen „Therapeut" in weiterem Umfang klären lassen. Gerade in der Erprobungsphase neuer Therapien ist es schwer, multitherapeutische Vergleiche zu erreichen. Erfolg und Mißerfolg können nicht eindeutig interpretiert werden. Sie werden beeinflußt durch die Fähigkeiten und Erfahrungen des Therapeuten, die Zusammensetzung der Stichprobe und die Passung. Im Gegensatz zur medikamentösen Schmerzbekämpfung ist der Therapeut bei der psychologischen Schmerzlinderung völlig auf die Kooperation angewiesen. Zwar wird vom *mündigen Patienten* gesprochen, aber die Motivation reicht selten, verhaltensändernde Programme bis zum Erfolg durchzuführen. Die Ergebnisse der verhaltensmodifizierenden Verfahren bei Herz-Kreislauf-Erkrankungen zeigen, daß die Akzeptanz gegenüber psychologischen Interventionen bei den Ärzten und bei den Patienten steigt. Unter diesen Voraussetzungen wird auch der Erfolg psychologischer Schmerztherapien wahrscheinlicher.

Problematisch bleibt die Frage nach der Integration des Psychologen in den therapeutischen Prozeß. Die psychologischen Schmerzdiagnostika und Schmerztherapien bedürfen der Anwendung durch den Fachmann, ohne daß damit impliziert werden soll, daß eine partielle Delegation an den dafür durch Psychologen geschulten Arzt ausgeschlossen sei. Die Kooperation zwischen den Therapeuten wird durch die allgemeine Problematik der interdisziplinären Kooperation zwischen Medizinern und Psychologen erschwert. Die Patienten beteiligen sich an dieser Auseinandersetzung durch kritische Einstellung gegenüber psychologischen Verfahren oder gegenüber medizinischen Techniken. Zwischen den Therapeuten entwickeln sich divergente Auffassungen bezüglich der Patientenführung, die gerade bei psychologischen Verfahren zu irrationalen Attribuierungen führen. Daher können verläßliche Evaluationen psychologischer Schmerztherapien nur aufgrund umfangreicher Stichproben entstehen, wobei stärker als in der Medizin der Therapeut als Einflußfaktor berücksichtigt werden muß. So weit ist die Therapieforschung noch nicht.

Jedes Verhalten der Menschen, die mit einem Schmerzkranken zusammenleben, beeinflußt den Schmerzausdruck und das Schmerzerleben. Unterschiede im Schmerzempfinden zwischen Angehörigen und Altersklassen, Geschlechtern, ethnischen und sozialen Gruppen lassen sich durch Lernprozesse mindestens ebensogut erklären wie durch genetische Dispositionen. Schmerzen können iatrogen fixiert werden. Obwohl man über die operanten Einflüsse auf das Schmerzverhalten aus der Lernpsychologie (Schulte 1974) ableiten könnte, sind systematische Studien mit guter Methode kaum vorhanden (Fordyce u. Steeger 1982). Familienangehörige werden bei einer wachsenden Zahl von

Krankheiten in die Therapie einbezogen. In jüngerer Zeit werden auch Verhaltensregeln mitgeteilt und geübt, die das Verhalten und Erleben der Schmerzkranken unmittelbar oder langfristig positiv beeinflussen sollen. Reviews gibt es z. B. in der Adipositas- und Suchtforschung, für die Schmerzforschung stehen sie noch aus.

Zusammenfassung

Betrachtet man zusammenfassend die Situation der psychologischen Schmerzdiagnostik und Schmerztherapie, so sind mit der psychologischen Wende Möglichkeiten eröffnet worden, die zu einer Optimierung der medizinischen Therapien führen. Die Ergebnisse der multidimensionalen Forschungsansätze bedürfen noch der Festigung und Integration. Die Forschung befindet sich an einem kritischen Punkt, an dem Geduld und Vorsicht geboten sind, um die psychologischen Verfahren vor unsachgemäßem Einsatz und laienhafter Interpretation zu schützen. Die Forschungsergebnisse müssen in die Theorie integriert werden und ihrem Ausbau dienen, damit daraus neue therapeutische Pläne abgeleitet werden können. Wie die medikamentöse Therapie wird auch die Psychotherapie der Schmerzkrankheiten ihre Differentialdiagnostik und -therapeutik verbessern müssen, um den Patienten eine verbesserte Versorgung zu garantieren.

Literatur

Basler H-D, Otte H, Schneller T, Schwoon D (1978) Verhaltenstherapie bei psychosomatischen Erkrankungen. Kohlhammer, Stuttgart
Basler H-D, Florian I (1985) Klinische Psychologie und körperliche Krankheit. Kohlhammer, Stuttgart
Birbaumer N (1984) Psychologische Analyse und Behandlung von Schmerzzuständen. In: Zimmermann M, Handwerker HO (Hrsg) Schmerz-Konzepte und ärztliches Handeln. Springer, Berlin Heidelberg New York Tokyo, S. 124–152
Bischoff C (1988) Verhaltensmedizinische Hilfestellungen bei Tumorschmerz. MMW 130:125–126
Bundesdrucksache 8/3625 1980 Bonn
Bundesdrucksache 10/850 1983 Bonn
Cleeland CS, Tearnan BH (1986) Behavioral control of cancer pain. In: Holzmann AD, Turk DC (eds) Pain-management. A handbook of psychological treatment approaches. Pergamon Press, New York, pp 193–212
Colligan RC, Osborne D, Swenson WM, Offord KP (1983) The MMPI. Praeger, New York
Cziske R, Jaeckel W, Jacobi E (1985) Psychologische Schmerzbewältigung. MMW 127:167–168
Cziske R (1988) Einfluß verschiedener Schmerzbewältigungsstrategien aus einem Schmerzbewältigungstraining auf Schmerz und Befindlichkeit bei rheumatoider Arthritis im Rahmen einer kurzzeitigen stationären Rehabilitationsmaßnahme. (Unveröffentlichte Abhandlung)
Copp LA (1974) The spectrum of suffering. Am J Nursing 74:491–495
Dohrenbusch R (1988) Streß und Krankheitsbewältigung bei Patienten mit chronisch-entzündlichen Erkrankungen: Rheumatoide Arthritis, Spondylitis ankylosans und chronischentzündliche Darmerkrankungen. Psychol. Dissertation, Universität Bonn
Engel J-M, Ströhel G (1985) Rheumatherapie Weinheim: Edition Medizin, S 1

Flor H (1984) Empirical evaluation of a diathesis-stress model of chronic back pain. Med. Dissertation, Universität Tübingen
Fordyce WE (1976) Behavioral methods for chronic pain und illness. Mosby, St. Louis
Fordyce WE, Steger JG (1982) Chronischer Schmerz. In: Keeser W, Pöppel E, Mitterhusen P (Hrsg) Schmerz. Urban & Schwarzenberg, München. S 296–348
Geissner E (1988) Schmerzerleben, Schmerzbewältigung und psychische Beeinträchtigung. Psychol. Dissertation, Universität Trier
Hathaway SR, McKinley JC (1963) MMPI-Saarbrücken. Huber, Bern
Janke W, Erdmann G, Boucsein W (1978) Der Streßverarbeitungsbogen (SVF). Ärztl Praxis 30:1208–1210
Keeser W, Pöppel E, Mitterhausen P (1982) Schmerz. Urban & Schwarzenberg, München
Kindler U (1978) Beitrag in: Krüskemper HL (Hrsg) Therapie. Schattauer, Stuttgart
Krämer HJ (1985) Orthopädie. Springer, Berlin Heidelberg New York Tokyo
Kröner B (1982) Faktorenanalytische Bestimmung von Kopfschmerzsyndromen. In: Huber HP (Hrsg) Migräne. Urban & Schwarzenberg, München
Krüskemper GM (1979–1988) I.–IX. Tagung des Arbeitskreises „Rheuma-Schmerz-Psyche", Schriftenreihe der Abt. Medizinpsychologie der Ruhr-Universität Bochum
Krüskemper GM (1985) Patienten mit rheumatischen Beschwerden. In: Basler H-D, Florin I (Hrsg) Klinische Psychologie und körperliche Krankheit. Kohlhammer, Stuttgart
Krüskemper GM (1986) Psychorheumatologie – eine Kooperationskritik. Z Rheumatol 45:236
Krüskemper GM, Zeidler H (1975) Testpsychologische Untersuchungen an Patienten mit chronischer Polyarthritis. Dtsch Med Wochenschr 100:1833–1837.
Krüskemper GM, Brandau H, Lehmann V, Krüskemper HL (1972) A study of the relations between estrogen deficiency, age and mental adjustment as meassured by the Minnesota Multiphasic Personality Inventory. In: Psychosomatic medicine in obstetrics and gynaecology. Karger, Basel
Larbig W (1982) Schmerz: Grundlagen – Forschung – Therapie. Kohlhammer, Stuttgart
Lazarus RS (1981) Streß und Streßbewältigung – Ein Paradigma. In: Filipp S-H (Hrsg) Kritische Lebensereignisse. Urban & Schwarzenberg, München S 198–232
Lichtenberg PA, Swensen CH, Skehan MW (1986) Further investigation of the role of personality, lifestyle and arthritic severity in predicting pain. J Psychosom Res 30:327–338
Melzack R (1975) The McGill Pain Questionnaire: Major properties and scoring methods. Pain 1:277–300
Melzack R (1978) Das Rätsel des Schmerzes. Hippokrates, Stuttgart
Nemiah JC (1977) Alexithymia: Theoretical considerations. In: Bräutigam W, Rad M von (eds) Toward a theory of psychosomatic disorders (Alexithymia – penséee opératoire). Karger, Basel pp 199–206
Rad, M von 1983. Alexithymie. Springer, Berlin Heidelberg New York
Romano JM, Turner JA (1985) Chronic pain and depression: Does the evidence support a realitionship? Psychol Bull 97:18–34
Schejbal P (1981) Vorhersage des Therapieerfolges im autogenen Training. Psychol. Dissertation, Universität Bochum
Schulte D (1974) Diagnostik in der Verhaltenstherapie. Urban & Schwarzenberg, München
Schmidt-Atzert L (1985) Mangelnde Gefühle: Ein Beitrag zur Alexithymie. TEAP, Würzburg
Seemann H, Zimmermann M (1985) Schmerztherapieführer. Universität Heidelberg
Turk DC (1977) A coping-skills training approach for the control of experimentally produced pain. (Unpublished doctoral dissertation, University of Waterloo, Ontario/Canada)
Turk DC, Flor H (1984) Etiological theories and treatments for chronic back pain, II: Psychological models and interventions. Pain 19:209–234
Turk DC, Meichenbaum A, Genest M (1983) Pain and behavioral medicine. Guilford, New York
Waddel G, Main CJ, Morris EW, Di Paola M, Gray IC (1984) Chronic low back pain, psychologic distress, and illness behavior. Spine 9:209–213
Weisenberg M (1984) Cognitive aspects of pain. In: Wall PD, Melzack R (eds) Textbook of pain. London: Churchill Livingstone, London, pp 162–173
Woodrow KM, Friedmann GD, Siegelaub AB, Collen MF (1975) Pain tolerance: Differences according to age, sex, and race. In: Weisenberg M (ed) Pain. Clinical and experimental perspectives. Mosby, St. Louis, pp 133–141

Zeidler H, Krüskemper G, Toeroek M (1978) Somatische Daten und erhöhte Depressionsskala im MMPI bei Patienten mit chronischer Polyarthritis und Spondylitis ankylopoetica. Aktuel Rheumatol 3:149–153

Zimmermann M (1984) Physiologie von Nozizeption und Schmerz. In: Zimmermann M, Handwerker HO (eds) Schmerz. Konzepte und ärztliches Handeln. Springer, Berlin Heidelberg New York Tokyo, pp 1–44

Zimmermann M, Seemann H (1986) Der Schmerz. Ein vernachlässigtes Gebiet der Medizin? Defizite und Zukunftsperspektiven in der Bundesrepublik Deutschland. Springer, Berlin Heidelberg New York Tokyo

Teil II. Rheuma

Diagnostik der entzündlichen Gelenkkrankheiten

M. Schattenkirchner

Trotz aller Fortschritte der Biochemie, Immunologie und auf dem Gebiet der abbildenden Verfahren basiert die Diagnostik der Arthritiskrankheiten nach wie vor auf dem klinischen Erscheinungsbild, d. h. auf der richtigen Wertung einer Vielzahl von Krankheitsäußerungen im Sinne einer Mosaiksteindiagnostik. Einzelne, absolut beweisende Befunde kennen wir insbesondere bei den epidemiologisch wichtigen Arthritiskrankheiten, wie z. B. bei der chronischen Polyarthritis, nicht. Wir können einige ätiopathogenetische Wege, die zu einer Arthritis führen können, gut beschreiben:

Arthritiden, welche durch direkte Erregerinvasion (eitrige oder septische Arthritiden) bedingt sind, Arthritiden, welche durch Kristalle induziert werden (Gicht, Pseudogicht) oder durch eine entzündliche Reaktion auf Knorpelabrieb (aktivierte Arthrosen) zustande kommen, sind entsprechende Beispiele (Abb. 1, oberer Bildteil). Solche akuten Arthritiden können wir auch relativ gut diagnostizieren, da sich das repräsentative pathogenetische Geschehen meist monartikulär, sozusagen auf Gelenkebene abspielt.

Bei den systemischen, meist polyartikulären und oft chronisch verlaufenden Arthritiskrankheiten haben wir nur unzureichende Kenntnisse über die Pathogenese. Wir wissen v. a. über die Assoziation mit HLA-Antigenen, daß eine genetische bzw. immungenetische Komponente einerseits und aus den nosologischen Erkenntnissen der reaktiven Arthritiden eine infektiöse Komponente andererseits eine Rolle spielen könnten (Abb. 1, unterer Bildteil).

Für die praktische Diagnostik hat sich als wesentliche Hilfe die genaue Charakteristik der Arthritis erwiesen. Dabei ist der Beginn der Gelenksymptomatik im Einzelfall oft von größerer Bedeutung als der weitere Verlauf (z. B. beim akuten Gichtanfall). Andererseits kann der Beginn sehr vielseitig sein, der weitere Verlauf nach und nach die Diagnose sicher machen (z. B. beim monartikulären Beginn einer chronischen Polyarthritis). Von enormer Bedeutung für die Diagnose ist außerdem die Lokalisation der Arthritis bzw. das Gelenkbefallmuster. Stets sind in der Diagnostik von Gelenkkrankheiten nach allgemeinen Krankheitszeichen wie Fieber und Gewichtsverlust und nach ganz speziellen anderen Krankheitsäußerungen, z. B. Hauterscheinungen, Durchfällen, zu ahnden, wobei die Aktualität einzelner Symptome oft von geringerer Bedeutung ist als die wirklich sichere Charakterisierung. Ein anamnestischer Befund, ja sogar ein Befund aus der Familienanamnese (Psoriasis vulgaris) kann im Einzelfalle wichtiger sein als die vorliegende Symptomatik.

Im folgenden soll versucht werden, aus dem Arthritismuster eines jeweils erfolgten Krankheitsverlaufes die Weichenstellung für die Differentialdiagnose zu entwickeln.

Monarthritis

Die klassische Monarthritis seit Hippokrates, dem Schöpfer dieses Begriffes, ist die *Arthritis urica*. Weitere Charakteristika der Diagnose Arthritis urica sind anfallartiger Beginn innerhalb weniger Stunden, völliges Abklingen innerhalb von 1 bis spätestens 4 Wochen, Befall der unteren Extremitäten bei zur Gehunfähigkeit führendem unerträglichem Schmerz.

Die wichtigsten Differentialdiagnosen bei der Monarthritis sind:

– akute Gicht,
– Pseudogicht,
– septische (eitrige) Arthritis,
– Blutergelenk,
– Arthritis bei familiärem Mittelmeerfieber,
– neuropathische Arthropathie,
– Arthropathie bei M. Gaucher,
– Arthropathie bei Hyperlipoproteinämie,
– Osteochondritis dissecans,
– villonodulöse Synovitis u. a.

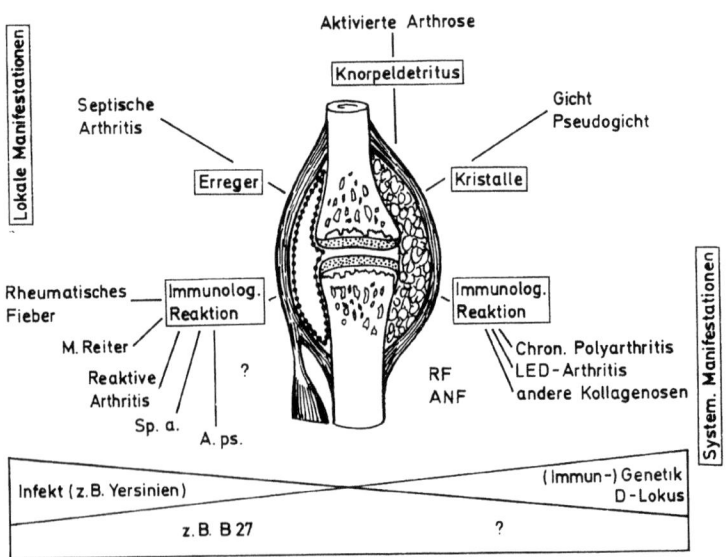

Abb. 1. Schematische Darstellung ätiopathogenetischer Mechanismen der Arthritis

Tabelle 1. Diagnostische Hinweise aus der Synovia-Analyse monartikulärer Prozesse

Aussehen:	blutig	Trauma, Gerinnungsstörung, villonodulöse Synovitis
	trübe	septische Arthritis, andere hochentzündliche Prozesse
	klar	degenerative Gelenkprozesse
Leukozytenzahl:	2000/mm^3	nichtentzündliche Prozesse, Amyloidosearthritis, Osteochondritis dissecans
	2000–50 000/mm^3	juvenile chronische Polyarthritis, Arthritis psoriatica, M. Reiter, Arthritis bei Kolitis, Gicht, Pseudogicht, septische Arthritis
	50 000/mm^3	M. Reiter, Gicht, septische Arthritis
Kristallnachweis:	Na-Monourat,	Gicht
	Ca-Pyrophosphat	Pseudogicht
Bakteriennachweis:		septische Arthritis

Die *Pseudogicht*, eine wie der Name sagt ebenfalls anfallartig auftretende Arthritis, betrifft meist im Gegensatz zur Gicht Menschen im höheren Lebensalter und beide Geschlechter in gleicher Häufigkeit. Es besteht bei der Pseudogicht keine so ausgeprägte Bevorzugung der unteren Extremitäten, mittelgroße und große Gelenke werden bevorzugt. Bei idiopathischer Hämochromatose und Ochronose kommt eine Pseudogicht relativ häufig vor. Oft ist die Pseudogicht nicht mono-, sondern oligoartikulär. Ein starker Hinweis auf die Pseudogicht ist eine röntgenologisch erkennbare Chondrokalzinose, beweisend ist der Nachweis von Kalziumpyrophosphatkristallen im Gelenkpunktat.

Eine Monarthritis, die sonst nicht auf Anhieb sicher diagnostiziert werden kann, ist immer eine Indikation für eine Gelenkpunktion (Tabelle 1). Diese Forderung ist v. a. deswegen zu erheben, weil differentialdiagnostisch bei jeder Monarthritis an eine bakteriell bedingte, d. h. *eitrige* oder *septische Arthritis* gedacht werden muß. Dabei ist zu bedenken, daß ein negativer bakteriologischer Befund im Gelenkpunktat eine bakterielle Arthritis nicht sicher ausschließt. Gelegentlich ist bei weiterbestehendem Verdacht auf diese Diagnose eine Arthrotomie, evtl. mit zusätzlicher Histologie, erforderlich (tuberkulöse Arthritis).

Ausschlaggebend für die Sicherung der Diagnose einer *villonodulösen Arthritis*, einer sehr stark destruierenden Arthritis meist der Knie- oder Hüftgelenke bei jüngeren Patienten, kann der Befund einer (nicht durch die Punktion bedingten) blutigen Gelenkflüssigkeit sein.

Eine sehr häufige Arthritis ist die *aktivierte Arthrose* beim älteren Patient. Diese Diagnose ist in der Regel aus den gegebenen Begleitumständen nicht schwierig.

Es ist aber in der Differentialdiagnostik der Monarthritis zu bedenken, daß bei einer präexistierenden Arthrose eine andere Arthritiskrankheit, z. B. eine infektbedingte Arthritis, sich abspielen kann. Noch wichtiger ist jedoch die Möglichkeit, daß praktisch jede der nachfolgenden polyartikulären Krankheiten als Monarthritis beginnen kann oder sich sogar abspielen kann:

- Reiter-Syndrom,
- juvenile chronische Arthritis,
- Arthritis psoriatica,
- Arthritis bei Kolitis,
- Sarkoidosearthritis
- Pseudogicht,
- Hämochromatosearthropathie
- septische Arthritis (N. gonorrhoeae, N. meningitidis).

Das ist besonders häufig bei reaktiven Arthritiden (rheumatisches Fieber, Reiter-Syndrom, Yersinia-Arthritis, Lyme-Arthritis), aber auch bei der Arthritis psoriatica, schließlich auch in etwa 1/4 der Fälle bei chronischer Arthritis und Lupus erythematodes disseminatus.

Auch Begleitarthritiden bei malignen Krankheiten, entzündlichen Darmkrankheiten, sonstigen entzündlichen Systemkrankheiten können sich als Monarthritiden manifestieren.

Die Diagnostik der Monarthritis erfordert vielfach eine alle Arthritisformen betreffende Differentialdiagnostik. Die Diagnose einer beginnenden chronischen Polyarthritis ist in der Regel eine vage Verdachtsdiagnose per exclusionem.

Oligoarthritis

Für eine häufige Oligoarthritis als Ausgangspunkt für eine Diagnose gibt es ein typisches Muster: die asymmetrische Arthritis von 2–5 Gelenken an der unteren Extremität, z. B. eines Kniegelenkes, eines Sprunggelenkes (Abb. 2) und eines Zehengrund- und -mittelgelenkes (Befall im Strahl). Ein solcher Befall ist charakteristisch für eine *B27-assoziierte Arthritiskrankheit* bzw. eine Krankheit aus der Gruppe der *seronegativen Spondarthritiden:*

- Reiter-Syndrom,
- reaktive Arthritiden (posturethritisch, postenteritisch),
- B27-assoziierte Oligoarthritis,
- periphere Arthritis bei Spondylitis ankylosans,
- juvenile chronische Arthritis,
- Arthritis bei Colitis ulcerosa und M. Crohn,
- Arthritis psoriatica.

Selbstverständlich können alle diese Krankheiten sich als Monarthritis präsentieren (s. oben).

Bei einer Arthritis dieses Musters stoßen Untersuchungen und anamnestische Fragen bezüglich Urethritis, Balanitis, Durchfällen, pustulösen Hautveränderungen an der Fußsohle, Augenentzündungen, nächtlichen Kreuzschmerzen besonders häufig auf positive Ergebnisse.

Bei reaktiven Arthritiden sind die Gelenkaffektionen oft von wanderndem Charakter. Eine Beteiligung von Sehnenscheiden bei dieser wandernden Oligoarthritis kann auch ein Hinweis auf eine *Arthritis* bei einer *disseminierten Gonokokkeninfektion* sein.

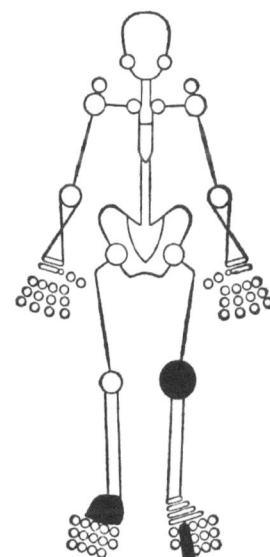

Abb. 2. Muster der B27-assoziierten peripheren Arthritis

Polyarthritis

Polyarthritiden symmetrischer Art, die hier angesprochen werden, sind der eigentliche Ausdruck einer systemischen Entzündungskrankheit. In der Regel äußern sich die *Arthritiden bei Kollagenosen* und bei der *chronischen Polyarthritis* als systemische Polyarthritis der großen und kleinen Gelenke (Tabelle 2).

Tabelle 2. Differentialdiagnose der polyartikulären Krankheiten

- chronische Polyarthritis (rheumatoide Arthritis),
- Arthritiden bei Kollagenosen im engeren Sinne,
- Arthritis psoriatica,
- Fingerpolyarthrose,
- Hämochromatosearthropathie,
- parainfektiöse Arthritiden/Arthralgien,
- andere Begleitarthritiden.

Bei der chronischen Polyarthritis kann man wegen der Beteiligung der Sehnenscheiden, v. a. im Finger- und Handbereich auch von einer Polysynovitis sprechen. Das Symptom der Fingersteifigkeit am Morgen (Morgensteifheit) von einer Dauer von 1/4 bis zu 3 Stunden ist durch die Polysynovitis bei der chronischen Polyarthritis zu erklären.

Mit Ausnahme flüchtiger Polyarthritiden bzw. Polyarthralgien bei Infekten (Grippe, Hepatitis) sind die symmetrischen Polyarthritiden meist Ausdruck eines chronisch progredienten Krankheitsprozesses.

Systemische Krankheitsäußerungen und Organbefunde bei Arthritiskrankheiten

Bei allen systemischen Arthritiskrankheiten, bei denen spezielle gewebliche Strukturen, v. a. aber Gefäße beteiligt sind, können neben allgemeinen Krankheitszeichen wie Fieber, Inappetenz, Gewichtsverlust, Erschöpfbarkeit, Muskel- und Gelenkschmerzen und Depression, eine Vielzahl von Krankheitserscheinungen der Haut und Schleimhäute, des Gastrointestinaltraktes, der Augen – um nur die wichtigsten zu nennen – auftreten. Solche Erscheinungen können den arthritischen Manifestationen vorangehen oder sie begleiten, jedenfalls können sie, je spezifischer sie sind, zur Diagnose der jeweiligen Arthritiskrankheit beitragen.

In den folgenden beiden Übersichten sind Hauterscheinungen und Augenerkrankungen als Leitsymptome bei rheumatischen Krankheiten aufgelistet. Die möglichst unsuggestive anamnestische Befragung und die Untersuchung nach solchen Erscheinungen gehören zu den Routineübungen in der Diagnostik entzündlicher Gelenkerkrankungen.

Hauterscheinungen

Schmetterlingserythem, gehäufte Allergien, Photosensitivität:	SLE
Ödem, Sklerose der Finger:	Sklerodermie
Ödem, subkutane Induration Unterarme:	eosinophile Fasziitis
Violettrote Erytheme, periorbital Lidödeme, Nagelfalzblutungen:	Dermatomyositis
Purpura, Knötchen, Ulzera:	Vaskulitiden
Keratoderma blennorrhagicum, Urethritis, Stomatitis, Balanitis:	Reiter-Syndrom
Aphthöse Ulzera im Anogenitalbereich:	Behçet-Syndrom
Erythema nodosum:	Löfgren-Syndrom, Yersinia-Arthritis, Arthritis bei M. Crohn, Colitis ulcerosa, Behçet-Syndrom
Erythema anulare:	rheumatisches Fieber
Erythema multiforme rheumatoides:	Still-Syndrom
Erythema chronicum migrans:	Lyme-Arthritis
Pusteln, hämorrhagische Bläschen:	Gonokokkenarthritis
Rheumaknoten:	chronische Polyarthritis
Tophi:	Gicht

Augenerkrankungen

Keratokonjunctivitis sicca:	Sjögren-Snydrom
Konjunktivitis:	Reiter-Syndrom
Episkleritis:	chronische Polyarthritis, Wegenersche Granulomatose, Polychondritis
Uveitis anterior:	seronegative Spondarthritiden, juvenile chronische Arthritis, Sarkoidose, Polychondritis
Hypopyoniritis:	Behçet-Syndrom
Retinavaskulitis:	SLE, Wegenersche Granulomatose

Schlußbemerkung

Abschließend sei nochmals betont, daß in der Diagnostik der Arthritiskrankheiten 2 Punkte von ganz wesentlicher Bedeutung sind:

1) die genaue Charakterisierung der Arthritissymptomatik; dies geschieht einerseits durch eine in Ruhe durchgeführte Spontananamnese und eine sehr gründliche gezielte zusätzliche Befragung und anschließend eine entsprechende gründliche Untersuchung;
2) eine gezielte Befragung und, wenn es sich um aktuelle Ereignisse handelt, Untersuchung nach einer regelrechten Liste von systemischen Krankheitsäußerungen und Organbeteiligungen.

Die technischen Untersuchungen in der Rheumadiagnostik, insbesondere in der Frühdiagnostik, sind von untergeordneter Bedeutung bzw. oft nur von Bedeutung für die Bestätigung einer gefundenen Diagnose oder zum Ausschluß anderer Diagnosen. Die Diagnostik der entzündlichen rheumatischen Krankheiten stützt sich auf die komplette Erhebung aller äußeren Phänomene der Krankheit objektiver und subjektiver Art. Diese Arbeit ist z. T. sehr mühsam und zeitaufwendig, im Endeffekt jedoch lohnend, weil sie gleichzeitig vertrauensbildend ist und eine gute Compliance des Patienten bei der später folgenden Betreuung bewirkt.

Die rheumatologische Diagnostik kommt in besonderem Maße der Forderung nach der Diagnostik der gesamten Patientenpersönlichkeit entgegen, wenngleich sie vielfach von einem lokalen Schmerzgeschehen an einem einzelnen Gelenk ausgeht. Deswegen sind die Beziehungen zwischen Rheumatologie und psychosomatischer Medizin ganz besonders eng, und zwar nicht nur im Sinne einer Analogie, sondern v. a. auch wegen der starken Wechselbeziehungen zwischen dem Körperlichen und Seelischen bei Zuständen, die mit Schmerzen und Bewegungseinschränkungen einhergehen. Das ist jedoch das Thema der weiteren Beiträge.

Die chronische Polyarthritis aus psychosomatischer Sicht unter besonderer Berücksichtigung epidemiologischer und soziologischer Zusammenhänge

H.-H. Raspe

Zur Psychosomatik der chronischen Polyarthritis (cP)

In der psychosomatischen Betrachtung der cP standen bisher 3 Fragestellungen im Vordergrund (Raspe 1986):

1) Psychosomatische Ätiologie?
2) Psychosoziale Pathoplastik?
3) Psychosoziale Implikationen und Folgen?

Zuerst und am phantasievollsten ist folgende Frage bearbeitet worden: Gibt es eine *spezifische Psychosoziogenie* der cP? Systematisch hat sich wohl als erster der Internist und Psychoanalytiker Alexander damit beschäftigt. Er hat diese Frage schließlich im wesentlichen bejaht.

Für ihn stellte sich die cP als die somatische Endstrecke eines unter bestimmten sozialen Bedingungen aktivierten intrapsychischen Konflikts dar. Hinter der von ihm beobachteten *Selbstbeherrschung* von cP-Kranken ließe sich als gemeinsamer psychodynamischer Hintergrund ein „chronisch gehemmte(r) feindselige(r) aggressive(r) Zustand, eine Aufständischkeit gegen jede Form von äußerlichem oder innerlichem Druck" fassen (Alexander 1977, S. 158). Cobb hat dafür 1959 den Begriff der „contained hostility" geprägt. Die verborgene, eingesperrte Feindseligkeit suche Abfuhr in Muskelkontraktionen, die antagonistisch gehemmt würden. Die resultierende Anspannung beinhalte eine traumatische Schädigung der Gelenke und bahne der Arthritis den Weg.

Nach meiner Auffassung ist die bisher vorgelegte empirische Evidenz für eine wesentliche ätiopathogenetische Rolle von konflikthaft verarbeiteter Aggressivität nicht vollständig überzeugend:

Zuerst steht die Häufigkeit einer gehemmten Aggressivität bei cP-Patienten zur Diskussion. Hier haben wir eigene psychometrisch erhobene Daten zur Verfügung (Freiburger Persönlichkeitsinventar FPI, Fahrenberg et al. 3.1978; Mattussek u. Raspe 1988).

Auch wir fanden unter 228 meist ambulant betreuten cP-Patienten eine erhöhte Prävalenz unterdurchschnittlich spontanaggressiver Personen (Tabelle 1).

Maximal waren es 40% (Bereich 34–40%, statt der zu erwartenden 23%). Merkmale der Aktivität und Schwere der Erkrankung und der sozialen Situa-

Tabelle 1. Prävalenz spontaner Aggressivität unter 228 cP-Patienten (≤ 3 Stanine = unterdurchschnittliche Aggressivität, ≥ 7 Stanine = überdurchschnittliche Aggressivität; Freiburger Persönlichkeitsinventar, Skala 2)

Stichprobe	1	2	3
n	77	76	75
≤ 3 Stanine (in %)	40	34	38
≥ 7 Stanine (in %)	3	10	9
Mittelwert	3,9	4,4	4,0

tion des Kranken fanden sich unter diesen Patienten genauso verteilt wie unter ihren „aggressiveren" Mitpatienten. Ebensowenig unterschieden sich übrigens seropositive von seronegativen Patienten.

Erstaunlicherweise trugen die 42 männlichen Kranken zu dieser im Mittel unterdurchschnittlichen Spontanaggressivität stärker bei als die sehr viel häufigeren weiblichen Mitpatienten. Unter ihnen fanden wir „nur" noch 30–33% „aggressionsgehemmter" Personen. Eine ähnliche Verringerung der Prävalenzraten ergab sich, wenn wir alle jene Kranke unberücksichtigt ließen, die nicht offen sein konnten und sich im FPI im Sinne sozialer Erwünschtheit darstellten (24–38%). Wir schließen daraus, daß der angedeutete Aggressionskonflikt wahrscheinlich nur bei einer Minderheit der cP-Patienten wirksam ist. Ob und wie er dann zu den bekannten somatischen Veränderungen führt, ist ein zweites und noch schwieriger zu lösendes Problem. Der von Alexander vermutete Pathomechanismus ist mit unserem heutigen Wissen nicht in Übereinstimmung zu bringen.

Eine zweite *anthropologische* Deutung der Entstehung der cP stammt aus dem Kreis der Heidelberger Schule. Plügge interpretiert 1953 die von ihm an cP-Patienten immer wieder beobachtete „Geduld" und „ausgeglichene Genügsamkeit" radikal als *Selbstlosigkeit*. Auf den ersten Blick seien fast alle cP-Patienten „geduldig, nachsichtig, zugängig, anspruchslos, genügsam, ja indolent" (Plügge 1953, S. 235). Dies sei für den Arzt angenehm, bedeute aber, daß hier das eigene Selbst des Patienten „nicht recht zu Worte" käme oder „nicht recht bemerkt" werde. Plügge sieht hierin „eine Verkümmerung" im Seelischen und im Verhalten, der die cP als „somatische Teilerscheinung der gesamtpersonalen Dürftigkeit" korrespondiere. Die cP stellt sich ihm damit als Ausdruck eines tiefgehenden und umfassenden personalen „Gliederungsschaden(s)" dar.

Auch diese Deutung der cP-Entstehung hat wenig empirische Evidenz für sich. Wer tagtäglich mit cP-Patienten umgeht, mag sich überhaupt fragen, ob er Plügges (und Alexanders bzw. Cobbs) Schilderung des Verhaltens von cP-Patienten mit seinen Erfahrungen in Übereinstimmung bringen kann. Ich erlebe cP-Kranke als eine auch in seelischer und verhaltensmäßiger Hinsicht sehr heterogene Gruppe.

Aber selbst wenn sich *alle* klinisch beobachteten cP-Patienten den Eindrücken Alexanders und Plügges entsprechend verhielten und wenn die weiteren Hypothesen Stützung fänden – ihre generelle Bedeutung kann noch radikaler bezweifelt werden.

Aus einer Reihe von *epidemiologischen* Studien wissen wir um die gravierenden *Verzerrungen* klinischer und poliklinischer Stichproben.

Prävalenz und medizinische Versorgung der cP (Fälle/10 000 Einwohner) zeigt folgende Übersicht (Zahlen *geschätzt* nach 9 Studien aus GB, S, SF, USA, NL, D 1953–1988):

Inzidenz/Jahr: 7
Punktprävalenz: 100
primärärztliche Behandlung: 70–90
kontinuierliche Betreuung im letzten Jahr: 60
Überweisungen an andere medizinische Einrichtungen/Jahr: 20–30
Krankenhausbehandlung/Jahr: 3–6

Von 100 cP-Kranken finden nur etwa 80 den Weg ins medizinische System. Nur etwa 60 werden regelmäßig von ihren Hausärzten betreut. Vielleicht 1/3 von diesen werden einem Spezialisten vorgestellt. In Hannover erreicht unsere Sprechstunde für Rheumakranke maximal 20% der regionalen cP-Prävalenz. Schließlich spielt die stationäre Behandlung eine ganz untergeordnete Rolle. Nehmen wir diese Zahlen ernst, dann können wir auf der Grundlage der die akademische Medizin schließlich erreichenden Kranken wohl kaum noch Aussagen über „die" Psychosomatik „der" cP wagen. Viel näher liegt es, sich Gedanken über das besondere Verhalten der wenigen Kranken zu machen, die zu uns – aktiv oder passiv – „durchkommen".

Die zu beantwortende Frage lautet dann nicht mehr: Warum erkrankte dieser Mensch jetzt an dieser Erkrankung? Wir sollten uns vielmehr fragen: Warum kommt dieser Mensch jetzt mit diesen Beschwerden/diesem Verhalten zu mir/uns?

Zusammengefaßt scheinen wir heute von einem angemessenen psychoätiologischen Verständnis der cP noch so weit entfernt wie in den 30er Jahren unseres Jahrhunderts. Selbst wenn wir besser dastünden, wäre es noch unsicher, welche therapeutischen Konsequenzen wir ziehen könnten. Das mittlere und mediane Alter unserer zu ca. 80% weiblichen Patienten liegt zwischen 50 und 55 Jahren, 1/4 ist 60 Jahre und älter und damit aufdeckenden psychotherapeutischen Verfahren kaum noch zugänglich.

Als *2. Thema* der „Psychorheumatologie" (Weintraub 1983) wurde die Pathoplastik (s. S. 36) genannt. Gibt es psychosoziale Merkmale und Veränderungen, die die Manifestation, den Verlauf und Ausgang der cP modulieren? Hierauf kann ich an dieser Stelle aus Platzmangel nicht eingehen (vgl. Raspe 1986). Im Augenblick werten wir 2 prospektive Studien aus, in denen der Einfluß kritischer lebensverändernder Ereignisse auf den Verlauf der cP untersucht wurde.

Das aus meiner Sicht *wichtigste Thema* ergibt sich aus der Frage nach den psychosozialen *Implikationen* und *Folgen* einer eingetretenen cP. Es sind 2 Bereiche dieser Folgen zu unterscheiden: einmal alle Bedrohungen der bisherigen körperlichen, seelischen und sozialen Gleichgewichte. Wir bezeichnen sie zusammengenommen als *Lasten* des cP-Kranken. Auf der anderen Seite stehen die *Leistungen* der Kranken, die oft genug die Funktion haben, die gestörten Gleichgewichte auszubalancieren.

Lasten und Leiden des cP-Kranken

Auf unsere Frage nach seinem zur Zeit „größten Problem" mit seiner cP sagte uns einmal ein 50jähriger Mann:

> Das Knie, die Schmerzen . . .
> Ich kann nicht schon wieder krank machen . . . Das Problem ist mit der Arbeit.
> Welche Firma kann sich das leisten, jemanden angestellt zu haben, der immer krank ist ...
> Auch mit den Nerven, das Seelische . . . man überlegt, warum muß einem das passieren.

Es scheinen mir 4 Aspekte dieser Antwort wesentlich zu sein:

a) Der Kranke nennt spontan mehrere aktuelle Brennpunkte. Die cP ist eine *multifokale* Erkrankung.
b) Er spricht handfest-*materielle* und *immaterielle* Probleme an.
c) Er leidet unter der *Chronizität* der Erkrankung, die im „immer krank" eine Vergangenheitsdimension und eine Zukunftsdimension erkennen läßt.
d) Die Probleme zeigen einen sehr individuellen *sachlichen Zusammenhang*. Die Arthritis manifestiert sich z. Z. im Kniebereich. Lokalisierte Schmerzen führen zu einer Behinderung. Deren Wiederkehr gefährdet den Arbeitsplatz. Zusätzlich treiben ihn Sinn- und vielleicht auch Schuldfragen um.

Es ist nicht zu erwarten, daß wir 2 Patienten mit einem gleichen „Problemgefüge" und mit gleichen „Problemaktivitäten" finden werden.

Ich möchte ausdrücklich darauf hinweisen, daß der *Schmerz* im Zentrum der Probleme der meisten cP-Patienten steht. Dies läßt sich einer ganzen Reihe von Studien entnehmen (Edwards et al. 1964; Kazis et al. 1983; Potts et al. 1984). Entsprechend wird von der medikamentösen Therapie erwartet, daß sie v. a. die Schmerzen lindert (Kafarnik et al. 1981; Gibson u. Clark 1985).

Auch in mehreren eigenen Studien erwies sich die aktuelle Schmerzintensität als besonders wichtig für das „Allgemeinbefinden", die „gesamte Verfassung" oder den „Gesundheitszustand" unserer cP-Patienten. Wir bestimmen die Schmerzintensität mit einer numerischen Ratingskala:

0 – 1 – 2 – 3 – 4 – 5 – 6 – 7 – 8 – 9 – 10
keine   unerträgliche
Schmerzen   Schmerzen

Tabelle 2. Globale Selbsteinschätzung × Krankheitsmanifestationen/Primärsymptome

Selbsteinschätzung	Technik	n	GZ	SW	BSG	FK	SI	Varianz[a] (%)
„Allgemeinbefinden"	VAS	122	0,35	0,35	0,24	0,56	0,62	48[b]
„Gesamte Verfassung"	NRS	100	0,46	0,47	0,20	0,61	0,72	55[c]
„Gesamte Verfassung"	NRS	262	0,35	0,22	0,06	0,39	0,55	34[d]
„Gesundheitszustand"	verbal	144	0,27	–	–	0,52	0,61	42[e]

[a] Gebunden durch FK und SI.
[b] Multicenterstudie Sulfapyridin vs Aurothioglucose, 100% cP, 1985/87.
[c] Frühe cP, MHH, 1982ff. (24. Beobachtungsmonat).
[d] Sprechstunde für Rheumakranke, MHH, 100% cP, 1985/86.
[e] AOK-Versicherte mit rheumatischen Störungen, 21% cP, 1985.

Wie würden Sie die Stärke Ihrer Schmerzen einstufen, die Sie – zusammengenommen – innerhalb der letzten 7 Tage gehabt haben?
 Die Skala hat 11 Stufen. Wenn Sie keine Schmerzen gehabt haben, machen Sie bitte ein Kreuz bei 0. Wenn die Schmerzen für Sie unerträglich waren, machen Sie ein Kreuz bei 10. Sonst kreuzen Sie eine entsprechende Zahl dazwischen an.

Zusammen mit der Funktionskapazität (FK; vgl. Raspe et al. 1987) bindet die Schmerzintensität (SI) in schrittweisen multiplen Regressionen 34–55% der Varianz der Werte der globalen Selbsteinschätzung der Kranken. Diese wurde einmal als „Allgemeinbefinden" mit einer visuellen Analogskala (VAS) erfragt (Raspe et al. 1987); in 2 anderen Studien erfaßten wir sie als „gesamte Verfassung" (Raspe 1987) mit einer numerischen Ratingskala (NRS) und in einer 4. unabhängigen Untersuchung als „Gesundheitszustand" mit einer fünffach unterteilten Verbalskala (Wasmus u. Raspe 1988).

Die somatischen Parameter (*GZ*, Zahl schmerzhafter Gelenke, *SW*, Zahl geschwollener Gelenke; *BSG*, Blutkörperchensenkungsgeschwindigkeit nach 1 h) haben für die Patienten eine deutlich geringere Bedeutung, und auch das in der Tabelle 2 nicht aufgeführte Alter, die Krankheitsdauer, das Ausmaß der Anämie oder die Depressivität spielen keine wesentliche Rolle.

Damit stellen sich der Schmerz und die Behinderung als die beiden wichtigsten *Primärsymptome* der cP heraus, sie rangieren ohne Zweifel vor der Kraftlosigkeit und der Gestaltveränderung. Diese 4 krankheitsspezifischen Primärsymptome lassen sich einer ersten Ebene der Lasten des Patienten mit einer cP zuordnen:

– Lasten des chronischen *Polyarthritikers* (z. B. Primärsymptome),
– Lasten des *chronisch* Kranken (z. B. Glaubwürdigkeit, Zukunftsunsicherheit, soziale Isolation, beruflicher Abstieg),
– Lasten des *Dauerpatienten* (z. B. anhaltende Kontroll- und Therapiebedürftigkeit, Nebenwirkungen, Aufklärungsdefizite).

Auf einer zweiten Ebene finden wir die krankheitsunspezifischen Lasten des *chronisch Kranken*. Bei unserem Patienten waren die Sorge um den Arbeitsplatz und die Sinn/Schuldfragen führend.

Tabelle 3. Prävalenz von Depressivität und Ängstlichkeit bei chronischen Polyarthritikern [5 Stichproben, n (gesamt) = 437, Stanine: alters- und geschlechtsbezogene Standardwerte, n.u. nicht untersucht]

Studie		1	2	3	4	5
n		91	75	76	95	100
Jahr		1980	1980/82	1981	1982	1982/84
Depression						
FPI 3	≥ 7. Stanine	19%	7%	10%	n.u.	n.u.
	x̄ Stanine	–	4,1	4,0	–	–
BDI	≥ 8 Punkte	n.u.	n.u.	25%	31%	26
	x̄ Punkte	–	–	5,8	6,5	5,4
Ängstlichkeit						
STAIT	≥ 7. Stanine	n.u.	31%	34%	n.u.	35%
	x̄ Stanine	–	5,5	5,6	–	5,4

Drittens sollten wir die Lasten des *Dauerpatienten* nicht übersehen. Diese kann der Kranke vermeiden, wenn er sich von der Medizin überhaupt fernhält. Dies ist, wie wir gesehen haben, häufiger als man annehmen sollte.

Vergegenwärtigt man sich alle möglichen Lasten von cP-Patienten, dann würde man unter ihnen eine hohe Prävalenz von *seelischen Leiden* erwarten. Wir waren immer wieder überrascht, wie relativ selten wir unter unseren Patienten eine klinisch relevante *Depressivität* oder *Ängstlichkeit* fanden (Raspe u. Mattussek 1986; Tabelle 3).

Der höchste Prozentsatz lag nach den Ergebnissen aus 5 Stichproben bei 35%.

Natürlich sind zeitlich begrenzte Phasen von Niedergeschlagenheit, Sorge oder Wut viel häufiger. Sie stellen in der Regel eine aktuelle psychische Reaktion auf neu hinzutretende oder neu aktivierte Lasten dar.

Dagegen sind die in der Tabelle 3 angesprochenen und selteneren seelischen Gleichgewichtsstörungen in gut 60% der Fälle von längerer Dauer, wie wir aus einer bisher 2jährigen Beobachtung von 75 Patienten mit einer frühen cP wissen (Raspe 1988). Wir wissen auch, daß nur der kleinere Teil dieser Ängstlichkeit und Depressivität (maximal 40%) als *reaktiv* einzuschätzen ist.

Wie können wir erklären, daß der weitaus größere Teil der cP-Patienten seelisch offenbar im Gleichgewicht bleibt? Auch wenn wir keine direkten Belege haben – ich halte es für sehr wahrscheinlich, daß dies an den jetzt zu behandelnden *Leistungen und „Produktionen"* der Kranken liegt.

Diese sollen mit 2 Beispielen gewürdigt werden.

Leistungen von cP-Kranken

In der Antwort unseres Patienten wurden die Sinn- und Schuldfragen chronisch Kranker faßbar: Warum ich, warum jetzt, was habe ich, was haben die anderen falsch gemacht?

Tabelle 4. Ätiologische Vorstellungen von 154 Patienten mit einer cP

Stichprobe	1 (n = 63) [%]	2 (n = 91) [%]
Physikalische Belastungen	44	24
Erbliche Einflüsse	14	12
Eitrige Entzündungen	11	12
Seelische Belastungen	2	8
Anderes	26	26
Keine Vorstellungen/Angaben	3	18

Es ist einleuchtend, daß diese Fragen nach einer Antwort drängen; und so gibt es kaum einen Kranken, der nicht „wüßte", woher seine cP kommt und was sie verursacht hat.

Nach unseren Erhebungen sind es höchstens 18% der befragten cP-Patienten, die keine *Vorstellung* über die *Ursachen* ihrer Erkrankung haben oder äußeren wollen (Tabelle 4).

Im Vordergrund der subjektiven Ätiologie stehen *exogene Ursachen* wie Kälte, Feuchtigkeit, schwere körperliche Arbeit, Gifte und Medikamente, Infektionen.

Diese spielen für die LVA-Patienten der Stichprobe 1 eine noch größere Rolle als für die der 2. Gruppe. Jene Patienten waren ausschließlich Angehörige der Arbeiterrentenversicherung, jünger und zu 44% männlich.

Die 2. Stichprobe bestand aus ambulanten Patienten unserer Sprechstunde (Stadtbevölkerung, 80% weiblich, 52 Jahre).

Seelische Belastungen werden selten genannt – seltener offenbar als von Patienten in den USA (Affleck et al. 1987: 23% „psychological stress" als ätiologisches Moment).

Viele Patienten sind Anhänger von *Mosaiktheorien,* wie es die folgenden Kommentare zeigen:

> Die Polyarthritis ergibt sich aus vielen Steinchen. Beruflich hatte ich in einer Offsetdruckkerei viel mit Wasser zu tun. Dann hatte ich Streß in der Familie, ein Eheproblem. Es ist auch anlagebedingt. Großvater, ein Bruder und ein Cousin leiden auch unter Rheumaschüben. Dazu kam eine große körperliche Belastung beim Hausbau, wir haben dann gleich im feuchten Haus gewohnt.

> In den Kriegsjahren Schwächung der Abwehrkraft durch schlechte Verpflegung; von 1945–1948 Internierung in Dänemark, vorher Flucht aus Danzig, auf der man 3 Monate lang ungeschützt der Kälte ausgesetzt war; im Lager bekam ich Scharlach, wurde aber nicht behandelt, mußte vielmehr auf dem nackten Fußboden schlafen, später noch Typhus, der ebenfalls nicht behandelt wurde. Die Schwächung der Abwehrkräfte begünstigte das Entstehen meiner Gelenkentzündung. Außerdem habe ich sehr schwer in einer Großküche gearbeitet; die Knochen sind anlagebedingt zu schwach.

Diese Antworten machen zusätzlich deutlich, daß und wie die Krankheit in die Kontinuität des eigenen Lebens hineingestellt wird. Ihr Auftreten, oft auch ihr Verlauf haben eine psycho-logische Beziehung zur eigenen Lebensgeschichte, zum Familienroman oder zum erzählten Schicksal einer ganzen

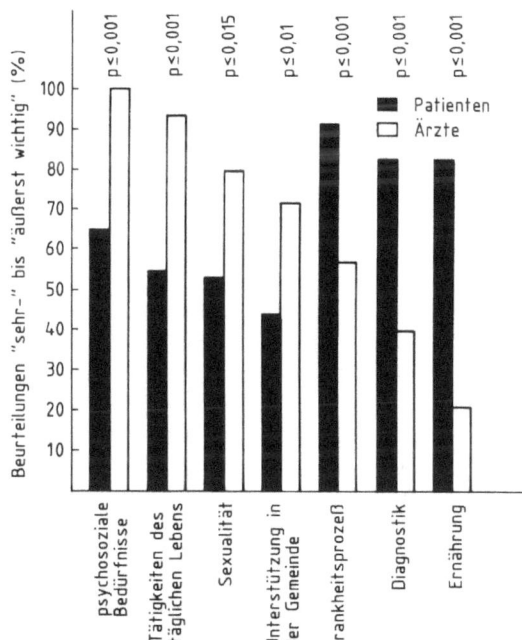

Abb. 1. Divergierende Bewertungen von cP-Kranken und ihren Ärzten. (Nach Silvers et al. 1985)

Gruppe. Die „Aggressivität" mancher Geschichten ist dabei nicht zu übersehen!

Damit findet die Frage nach dem „warum ich" eine akzeptable Antwort, die zudem oft die Schuld nach außen verlegt. Ganz selten sind uns Selbstvorwürfe faßbar geworden:

> Es war eine seelische Belastung, die das Rheuma auslöste: Während ich auf einer Kirmes war, ging es der Mutter sehr schlecht, sie kam ins Krankenhaus. Während dieser Zeit verlor ich 20 Pfund an Gewicht, weil ich mich so um die Mutter grämte. Kurze Zeit danach begann das Rheuma."

Solche psychosomatischen Theorien sind, wie gezeigt, selten.

Ähnlich selten führen cP-Patienten die eigenen Beschwerden auf seelische Einflüsse zurück (Raspe u. Mattussek 1985). Nur 3% nahmen eine „überwiegend" oder „allein" seelische Ursache an, während dies unter vergleichbaren Diabetes- oder Herzvitiumpatienten 49 bzw. 46% sind.

Auffällig ist auch, daß cP-Patienten bei sonst ausgeprägten Informationsbedürfnissen (Langer u. Birth 1987) an psychologischen Fragestellungen auffallend wenig Interesse zeigen (Silvers et al. 1985) – sehr im Gegensatz zu ihren inzwischen „aufgeklärten" Rheumatologen, die auf die seelischen, aber auch auf die sexualmedizinischen Folgen der cP offenbar größeres Gewicht legen (Abb. 1).

Patientenaufklärung hat also mit Überraschungen und Widerständen zu rechnen.

Ich möchte raten, die Aufklärung daher nicht mit Mitteilungen zu beginnen, sondern mit *Fragen*: „Sie haben sich doch sicher schon Gedanken gemacht, woher Ihre cP kommt, wie es weitergehen soll, wie behandelt werden soll, was nützt oder schadet?" Ein neues Kriterium der Aufklärung ist also die *Verträglichkeit* des vom Arzt Gesagten mit dem, was der Patient immer schon weiß.

Im Rahmen seiner eigenen Vorstellungen erarbeitet sich der Kranke auch eine Stellung zu *unserer Behandlung*.
Davon ist u. a. die *Bewegungstherapie* betroffen.

In einer nordamerikanischen Untersuchung meinten zwar 80% der befragten Arthritispatienten, daß ihnen die Bewegungstherapie helfe. Gleichzeitig waren aber 58% der Auffassung, daß sie die Situation auch verschlechtern könne (Lorig et al. 1983). In einer anderen Studie gab ein gutes Drittel an, eine exzessive physische Aktivität könne sehr wohl neue Erkrankungsschübe auslösen (Affleck et al. 1987); und auch aus einer Befragung in der Rheumaklinik Bad Bramstedt läßt sich eine ambivalente Haltung zur Bewegungsbehandlung herauslesen (Höder et al. 1987). Regelmäßig schneidet die physikalische Therapie i. S. lokaler Wärmeanwendungen oder Massagen eindeutiger und besser ab.

In unseren epidemiologischen Studien ist uns immer wieder aufgefallen, wie selten cP-Kranke aktuell eine Bewegungstherapie erhielten. Vielleicht handelt es sich hier um eine *Kollusion* von Arzt *und* Patient: der Arzt meidet eine Verschreibung aus ökonomischen Gründen, und dies ist vielen Patienten in ihrer Ambivalenz nicht einmal unrecht.

Schließlich will ich noch auf die sog. *„heterodoxe"* (im Gegensatz zu unserer „orthodoxen") *Behandlung* eingehen. Dies ist ein weites Feld, dessen Grenzen nicht scharf zu ziehen sind. Fragt man Patienten, ob sie „zusätzlich (zur ärztlichen Behandlung) noch andere Dinge unternommen haben, um ihre Krankheit selbst zu behandeln?", dann antworten überraschend viele mit „ja":

„Haben Sie zusätzlich noch andere Dinge unternommen, um Ihre Krankheit selbst zu behandeln? Ich denke z. B. an Heilpraktiker und Hausmittel."

	„ja" [%]
langjährige chronische Polyarthritis (Krankheitsdauer ca. 10 Jahre)	51–64
darin Heilpraktikerbesuche	48
frühe chronische Polyarthritis (Krankheitsdauer unter 13 Monaten)	11
langjähriger Typ-II-Diabetes	14
langjähriges rheumatisches Herzvitium	9

Bezogen auf die gesamte Krankheitsdauer von ca. 10 Jahren waren es in mehreren unserer Untersuchungen 51–64%. Darin fanden sich knapp 50%, die Erfahrungen mit Heilpraktikern gemacht hatten. Lag der Krankheitsbeginn erst maximal 12 Monate zurück, dann hatten schon 11% eine „unorthodoxe"

Tabelle 5. Selbstbehandlung von Patienten mit einer frühen chronischen Polyarthritis

Stichprobe	Deutsche 32	Briten 20
Allein vor dem ersten Arztbesuch	10	9
Vor dem ersten Arztbesuch und während der ärztlichen Behandlung	10	7
Nur während der ärztlichen Behandlung	8	2
Keine	4	2

Eigeninitiative entwickelt. Ganz andere Zahlen ergaben sich wieder für die Diabetiker und Vitiumpatienten.

Dieses Phänomen ist nicht nur in der Bundesrepublik Deutschland (Höder et al. 1987) beobachtet worden, sondern auch in Österreich und der Schweiz (Rainer et al. 1985), in Irland (Cassidy et al. 1983), in Großbritannien (Pullar et al. 1982; Struthers et al. 1983), Australien (Gray 1985) und den USA (Kronenfeld u. Wasner 1982). Maximal gaben 94% der Befragten an, therapeutisch eigene Wege zu gehen. Dies geschieht meist *neben* einer „orthodoxen" Behandlung wie die Daten der Tabelle 5 zeigen. Sie wurden mit sehr intensiven Interviews von zusammen 52 deutschen und britischen Patienten mit einer rezent aufgetretenen cP gewonnen (Gansauge 1988).

Viele von uns würden formulieren, daß cP-Patienten offenbar besonders „gefährdet" sind, auf riskante Abwege zu geraten. Tatsächlich lassen sich einige Gefahren und Risiken einer heterodoxen Therapie auflisten.

Gefahren für die Patienten:

- gefährliche Behandlungsformen,
- finanzielle Belastungen, Risiken,
- übertriebene Versprechungen, Hoffnungen,
- strikt alternatives Behandeln.

Man sollte die zuerst genannte Gefahr aber nicht über- und die anderen nicht unterschätzen.

Auf der anderen Seite dürfen wir jedoch die vielfältigen und günstigen Funktionen dieser Eigenbehandlung für die Patienten nicht übersehen.

Funktionen für die Patienten:

- experimentelle Aktivität nach eigenen Vorstellungen
  Kontrollversuche im Rahmen eigener Therapieziele
  Selbsthilfe, Selbstbeteiligung;
- Vermeidung von Schuldgefühlen,
  Abwehr von Gefühlen der Hilflosigkeit,
  Ermöglichung von Hoffnung;

- Integration der Familie und anderer Gruppen
Vermeidung sozialer Konflikte,
- Erfolge (mäßige/gute bis 69%)

Hier sind 3 Funktionsbereiche zu unterscheiden: ein kognitiv-verhaltensbezogener, ein emotionaler und ein sozialer. So vermeiden cP-Patienten etwa soziale Konflikte, wenn sie sich heterodox behandeln (lassen). Etwa 50% der Konsultationen sind das Ergebnis sozialen Drucks von Angehörigen, Freunden, Kollegen u. a. (Rainer et al. 1985).

Erstaunlicherweise sind die Erfolge mancher Verfahren besser als man es in Kenntnis der Placeboerfolgsrate (ca. 40%) erwarten sollte. Im Fall des Lebertrans hat die manchmal erfolgreiche Selbstbehandlung vor kurzem eine naturwissenschaftliche Fundierung erfahren, nur daß wir statt des von selbst eingenommenen Lebertrans jetzt ärztlicherseits Ω-Fettsäuren verschreiben. Mehrere kontrollierte Studien haben zeigen können, daß diese den Prostaglandinstoffwechsel in antiinflammatorischer Richtung beeinflussen können.

So haben wir uns angewöhnt, die Patienten jedesmal nach paramedizinischen Bemühungen zu fragen, und wir haben es uns abgewöhnt, solche Behandlungsversuche als „Vertrauensbrüche" o. ä. zu dramatisieren.

Zeigt ein Patient solche Aktivitäten, dann wird er wahrscheinlich auch in anderer Richtung aktiv werden können. Vielleicht kann er sich dann doch zur Krankengymnastik oder zum Eintritt in die Rheumaliga entschließen.

Die Erhebung der Lasten und Leiden sowie der Leistungen und Produktionen von cP-Patienten ist also sinnvoll. Sie begleitet die sehr unterschiedlichen Krankheitsverläufe und hat therapeutische Konsequenzen. Sie erfordert einen besonderen Umgang mit dem Patienten. Gelingt dieser, dann verwirklicht sich eine andere als die eingangs skizzierte Art von Psychosomatik. Dieser hat Thure v. Uexküll den Namen „integrierte psychosomatische Medizin" gegeben (1981):

> Mit dem Terminus „integrierte psychosomatische Medizin" wird ein Konzept bezeichnet, das den Kranken in seiner biographisch entstandenen Lebenssituation, im Wechselspiel mit seiner familiären und beruflichen Umwelt versteht und gleichzeitig den Arzt als Teil dieser Umwelt und nicht als außenstehenden Beobachter begreift.

Literatur

Affleck G, Pfeiffer C, Tennen H, Fifield J (1987) Attributional processes in rheumatoid arthritis patients. Arthritis Rheum 30: 927–931

Alexander F (1977) Psychosomatische Medizin, 3. Aufl. de Gruyter, Berlin

Cassidy M, Jacobs A, Bresnihan B (1983) The use of unproven remedies for rheumatoid arthritis. Ir Med J 76: 464–465

Cobb S (1959) Contained hostility in rheumatoid arthritis. Arthritis Rheum 2: 419–425

Edwards MH, Calabro JJ, Wied ME (1964) Patients' attitudes and knowledge concerning arthritis. Arthritis Rheum 7: 425–435

Fahrenberg J, Selg H, Hampel R (1978) Das Freiburger Persönlichkeits-Inventar FPI. 3. Aufl. Hogrefe, Göttingen

Gibson T, Clark B (1985) Use of simple analgesics in rheumatoid arthritis. Ann Rheum Dis 44: 27–29

Gray D (1985) The treatment strategies of arthritis sufferers. Soc Sci Med 21: 507–515
Höder J, Engel JM, Binzus G, Josenhans G (1987) Antirheumatische Therapie im Urteil der Patienten. Aktuel Rheumatol 12: 191–197
Kafarnik D, Reinhart R, Wiegmann A (1981) Rheumatherapie aus der Sicht des Patienten. Therapiewoche 31: 5048–5052
Kazis LE, Meenan RF, Anderson JJ (1983) Pain in the rheumatic diseases. Arthritis Rheum 26: 1017–1022
Kronenfeld JJ, Wasner C (1982) The use of unorthodox therapies and marginal practitioners. Soc Sci Med 16: 1119–1125
Langer HE, Birth U (1987) Probleme und Interessenschwerpunkte von Rheumapatienten und Planung von Patienteninformation. Rheuma 7: 7–16
Lorig KR, Cox T, Cuevas Y, Kraines RG, Britton MC (1984) Converging and diverging beliefs about arthritis. J Rheumatol 11: 76–79
Mattussek S, Raspe HH (1988) Psychometrische Untersuchungen zur Aggressivität von Patienten mit chronischer Polyarthritis. Aktuel Rheumatol 13: 18–24
Plügge H (1953) Anthropologische Beobachtungen bei primär-chronischen Arthritikern. Z Rheumatol 12: 231–246
Potts M, Weinberger M, Brandt KG (1984) Views of patients and providers regarding the importance of various aspects of an arthritis treatment program. J Rheumatol 11: 71–75
Pullar T, Capell HA, Millar A, Brooks RG (1982) Alternative medicine: cost and subjective benefit in rheumatoid arthritis. Br Med J 285: 1629–1631
Rainer F, Weintraub A, Ulreich A, Baumgartner H, Josenhans G, Pfeiffer KP (1985) Paramedizin bei der Behandlung rheumatischer Erkrankungen. FortbildK Rheumatol 7: 11–33
Raspe, HH (1986) Chronische Polyarthritis. In: Uexküll Th v (Hrsg) Psychosomatische Medizin. 3. Aufl. Urban & Schwarzenberg, München, S 815–830
Raspe, HH (1987) Social and emotional problems in early rheumatoid arthritis. 75 patients followed up for two years. Clin Rheumatol 6, Suppl No 2: 20–26
Raspe HH, Mattussek S (1985) Magische Vorstellungen zwischen Arzt und Patient in der Rheumatologie. FortbildK Rheumatol 7: 41–64
Raspe HH, Mattussek S (1986) Depression bei Patienten mit einer chronischen Polyarthritis. Aktuel Rheumatol 11: 69–74
Raspe HH, Kindel P, Vesterling K, Kohlmann Th (1987) Die Entwicklung der Funktionskapazität und der Schmerzintensität von 81 cP-Patienten unter einer Behandlung mit Azulfidine RA oder Aurothioglucose. Z Rheumatol 46: 71–75
Silvers IJ, Hovell MF, Weisman MH, Mueller MR (1985) Assessing physician/patient perceptions in rheumatoid arthritis. Arthritis Rheum 28: 300–307
Struthers GR, Scott DL, Scott DGI (1983) The use of „alternative treatments" by patients with rheumatoid arthritis. Rheumatol Int 3: 151–152
Uexküll Th v (Hrsg) (1981) Integrierte Psychosomatische Medizin. Schattauer, Stuttgart New York
Wasmus A, Raspe HH (1988) Arztbesuch und Medikamenteneinnahme wegen rheumatischer Beschwerden. Sozial- und Präventivmedizin 33: im Druck
Weintraub, A (1983) Psychorheumatologie. Karger, Basel

Probleme der orthopädisch-rheumatologischen Ambulanz mit besonderer Berücksichtigung des Weichteilrheumatismus

S. Stotz

Für das interdisziplinäre Gespräch mit der psychosomatischen Medizin kommen auf orthopädischem Fachgebiet den Erkrankungen der Weichteile des Bewegungsapparates eine besondere Bedeutung zu, spielen doch in deren Ätiologie und Pathogenese psychische Faktoren eine wichtige Rolle. Täglich wird der Orthopäde damit in der Sprechstunde konfrontiert. Wenn ein Patient mit Weichteilbeschwerden den Orthopäden aufsucht, so erwartet er in erster Linie die Abklärung der somatischen Befunde. An ausgewählten Beispielen aus dem Gebiet der Weichteilerkrankungen soll deshalb zunächst die klinisch-organische Differentialdiagnostik dargestellt und danach auf die psychosomatische Problematik aus orthopädischer Sicht eingegangen werden.

Nach der Arbeitsgemeinschaft „Klassifikation" der Deutschen Gesellschaft für Rheumatologie gehören zu den Weichteilerkrankungen des Bewegungsapparates die Erkrankungen der Unterhaut, der Muskulatur, der Sehnen, Sehnenscheiden, Bänder, Faszien und Schleimbeutel, ferner kombinierte Erkrankungen, bei denen mehrere Gewebsstrukturen beteiligt sind, z. B. die Periarthropathien. Es seien herausgegriffen:

1) die Tendopathien der oberen Extremitäten, v. a. die Periarthropathia humeroscapularis, da sich gerade hier in jüngster Zeit eine genauere diagnostische Abklärung mit Hilfe der nichtinvasiven Sonographie ergeben hat;
2) die Muskelerkrankungen statischer Natur und aufgrund von Wirbelsäulenleiden, da sich hier die multifaktorielle Genese von Schmerzbildern aufzeigen läßt und die Muskulatur, wie bekannt, geradezu als „Erfolgsorgan" für psychosomatische Spannungszustände anzusehen ist.

Periarthropathia humeroscapularis

An den oberen Extremitäten können Tendopathien isoliert oder generalisiert an der Schulter, am Ellbogen- und Handgelenk und im Bereich der Finger vorkommen. Sie entstehen aufgrund einer lokalen Schädigung oder durch eine reflektorische Verspannung der Armmuskulatur mit einer pseudoradikulären Symptomatik im Sinne sog. sekundärer Tendopathien (tendomyotische Kette nach Brügger):

Probleme der orthopädisch-rheumatologischen Ambulanz 49

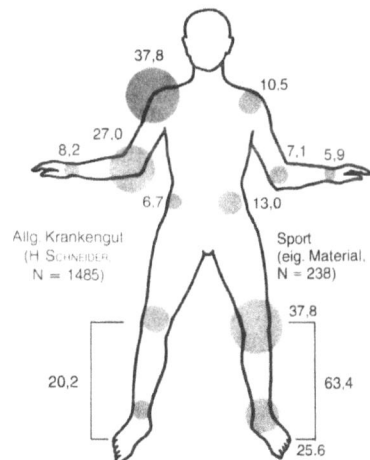

Abb. 1. Lokalisation und Häufigkeit der traumatisch und nichttraumatisch bedingten Tendopathien. (Aus Becker u. Krahl 1978)

Tendopathien an den oberen Extremitäten

(primär-sekundär, lokal-generalisiert)
- Periarthropathia humeroscapularis (PHS)
  Rotatorenmanschette
  lange Bicepssehne
  M. deltoides
- Epicondylopathia humeri lateralis et medialis
- Styloiditis radii et ulnae
- Tendovaginitis stenosans (de Quervain)
- Schnellender Finger
- Sehnenrupturen
  Rotatoren (Supraspinatus)
  lange Bicepssehne
  Strecksehnen der Finger
  M abductor pollicis

Die Schulter ist nach einer Statistik von Becker und Krahl von den nichttraumatischen Tendopathien am häufigsten betroffen (Abb. 1). In einer ätiologischen Aufschlüsselung nach Münzenberg (1986) beziehen sich 75% der Schulterschmerzen auf die periartikulären Weichteilgewebe:

Ätiologie der Schulterschmerzen

75% peri-articulär
(Periarthropathia humeroscapularis – Sehnen, Bänder, Bursen, Muskulatur, Bindegewebe)

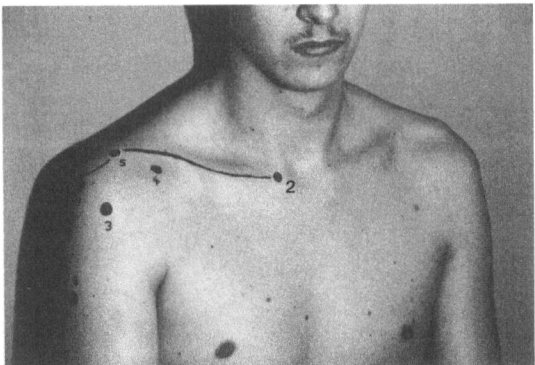

Abb. 2. Typische Druckpunkte bei der Periarthropathia humeroscapularis. *1*, Tuberculum majus (M. Supraspinatus); *2*, Sternoklavikulargelenk; *3*, Sulcus intertubercularis (lange Bizepssehne); *4*, Processus coracoides (kurze Bizepssehne); *5*, Akromioklavikulargelenk; *6*, Insertionsstelle des M. deltoides

15% articulär
(Schulter-, Acromioclavicular-, Sternoclaviculargelenk)
10% extra-articulär
(neurologische, vasculäre, interne Erkrankungen)

An den Bewegungen des Schultergürtels sind 5 synergistisch wirkende Gelenke bzw. gelenkähnliche Strukturen beteiligt: das Schultergelenk selbst, das Akromioklavikular- und das Sternoklavikulargelenk, die skapulothorakale Gleitebene und das sog. subakromiale Nebengelenk. Im subakromialen Gleitraum, dessen Boden die Rotatorenmanschette bildet, spielen sich viele dieser Krankheitsprozesse ab, um deren Abklärung es geht: degenerative Veränderungen an den Sehnenansätzen, Kalkeinlagerungen im Verlauf der Sehne oder der Schleimbeutel, Verklebungen der Faszien und des Bindegewebes, Einrisse in den Sehnen. Zur Diagnostik gehört neben einer guten *Anamnese,* die auch hier nicht nur die halbe, sondern oft die ganze Diagnose darstellt, auch eine genaue Untersuchungstechnik. Die *Inspektion* läßt Fehlhaltungen und Atrophien oder Schwellungen erkennen, bei der *Palpation* ergeben sich typische Druckpunkte (Trigger-points) an disponierten Stellen (Abb. 2).

Eine spezielle Funktionsprüfung kann die Beteiligung bestimmter Muskeln differenzieren, z. B. ist bei Befall der Supraspinatussehne die Abduktion des Armes im Schultergelenk von ca. 60–120° schmerzhaft (schmerzhafter Bogen).

Die Untersuchung der Halswirbelsäule muß mit einbezogen werden. Im Röntgenbild lassen sich oft Kalkeinlagerungen im periartikulären Gewebe erkennen (Abb. 3), die jedoch in bezug auf Beschwerden keinen Beweischarakter haben. Schmerzen können damit nicht verifiziert und, bei negativem Röntgenbild, auch nicht ausgeschlossen werden.

Eine aussagekräftige Methode, die ohne Strahlenbelastung eine Beurteilung der Weichteilstrukturen erlaubt, ist die *Schultersonographie,* die jetzt bereits

Probleme der orthopädisch-rheumatologischen Ambulanz 51

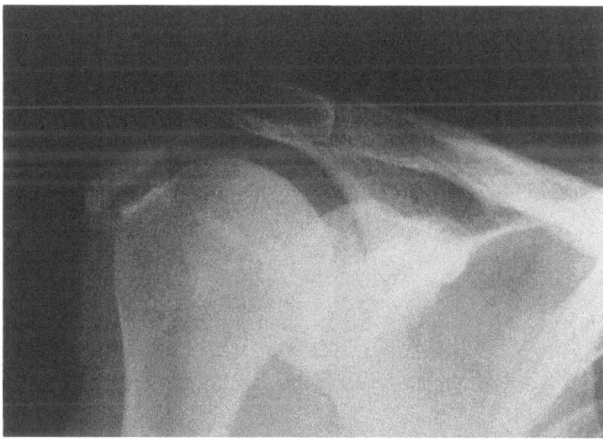

Abb. 3. Röntgenaufnahme der Schulter: Kalkeinlagerung im periartikulären Gewebe (Supraspinatussehne)

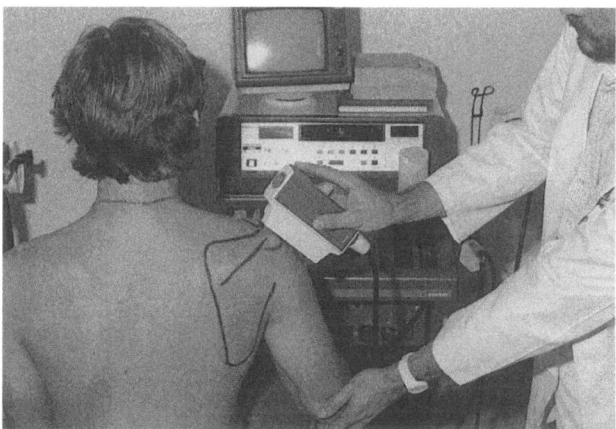

Abb. 4. Ultraschalluntersuchung des Schultergelenks: Supraspinatuseinstellung, Position 2

routinemäßig eingesetzt wird. Bei Beachtung standardisierter Untersuchungsbedingungen mit genau definierten Schnittebenen (Abb. 4) lassen sich v. a. folgende Veränderungen dokumentieren:

Verkalkungen in Sehnen und Bursen (Abb. 5). Rupturen in der Rotatorenmanschette, Luxationen oder Subluxationen der Bizepssehne und des Schultergelenks, Ergußbildungen.

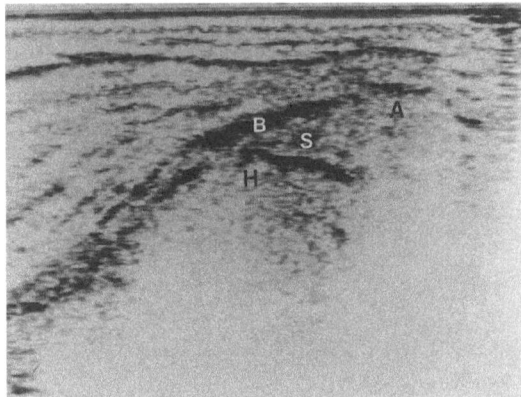

Abb. 5. Sonogramm einer Bursitis calcarea mit Kalkeinlagerung in der Bursa subdeltoidea. Supraspinatuseinstellung, Position 2; *H*, Humeruskopf; *A*, Acromion; *S*, intramuraler echogener Bezirk in der Supraspinatussehne; *B*, teilverkalkte Bursa subdeltoidea

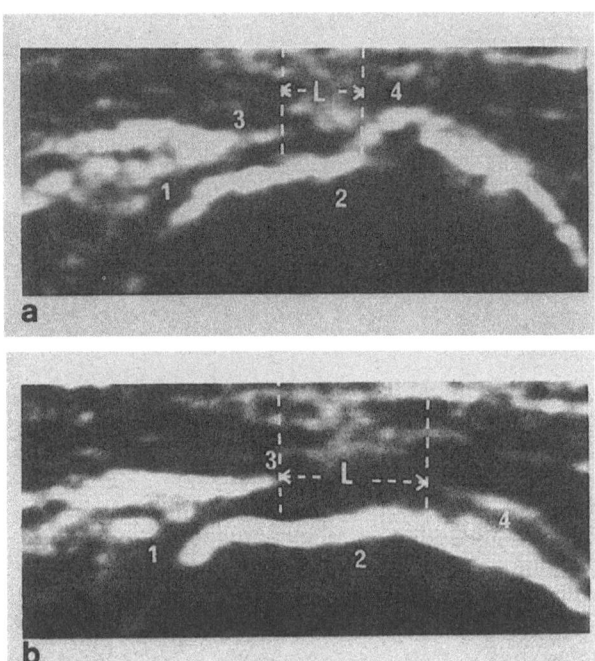

Abb. 6a, b. Sonogramm (Filmausschnitt) einer Rotatorenmanschettenruptur in Supraspinatuseinstellung, Position 1, **a** in Außenrotation und **b** in Innenrotation; *1*, Supraspinatussehne; *2*, Humeruskopf; *3*, Rupturstelle; *4*, physiologische Insertionsstelle der Supraspinatussehne. (Aus Stotz u. Gieler 1987)

Zur Diagnose einer Rotatorenmanschettenruptur ist eine dynamische Untersuchung erforderlich. Abb. 6a, b zeigen einen Ausschnitt aus einem Film mit einer Ruptur des Supraspinatus, bei der die Sehne bei Bewegungen des Schultergelenkes nicht mitgenommen wird, sondern liegen bleibt. Die Sonographie erfordert eine spezielle Erfahrung, muß und kann technisch noch verbessert werden, läßt aber in vielen Fällen eine invasive Arthrographie oder Arthroskopie vermeiden.

Für die *Klinik* hat sich die Einteilung der Schultersyndrome nach Wagenhäuser (1983) bewährt: er unterscheidet die Periarthropathia humeroscapularis (PHS) akuta, die PHS simplex oder tendopathica, die PHS pseudoparalytica und ankylosans, auf deren unterschiedliche Symptomatik hier nicht näher eingegangen werden kann. Vor allem bei der chronischen Tendopathia simplex sind häufig Zusammenhänge mit psychosomatischen Reaktionen gegeben, eine genaue organdiagnostische Abklärung ist von orthopädischer Seite unbedingt erforderlich.

Muskelerkrankungen statischer Natur und als Folge von Wirbelsäulenleiden

Es handelt sich hier um sekundäre Störungen der primär gesunden Muskulatur als Reaktion auf eine Fehlstatik oder krankhafte Veränderungen des passiven Bewegungssystems [funktionelle Myopathien nach Müller (1971)], und zwar:

1. Muskelhartspann (reflektorischer Hypertonus),
2. Muskelschmerz (Myalgie),
3. muskuläre Kontraktur,
4. muskelhärten (Myogelosen),
5. reaktive Muskelatrophie.

Es handelt sich demnach um den Muskelhartspann oder den *reflektorischen Hypertonus* aufgrund einer pathologischen Erhöhung des Soll-Werts der Muskelspannung über die γ-Schleife, bei der zentrale und emotionale Einflüsse oder sensible Reize aus der Peripherie, z.B. der Haut, den Gelenken und inneren Organen, wirksam werden können. Dauert diese reflektorisch erzwungene Beanspruchung der Muskulatur längere Zeit an, kommt es zu einer relativen Ischämie, zu einer Hypoxie und Gewebsazidose und damit zum Muskelschmerz, der seinerseits in einem Circulus vitiosus zu einer reflektorischen Erregung und zu einer weiteren Steigerung des Muskeltonus, zum *myalgischen Syndrom* führt. Bleibt dieser Fehlerkreis bestehen, kommt es zur *muskulären Kontraktur* mit Einschränkung der Beweglichkeit. Die *Myogelose* ist eine Sonderform des reflektorischen Hypertonus, der auch in Narkose erhalten bleibt. Die *reaktive Muskelatrophie* entwickelt sich bei einer schmerzreflektorischen Schonstellung.

Für die *Ätiologie* dieser sekundären Muskelphänomene kommen eine Vielzahl angeborener oder erworbener Störungen der Statik und des passiven Bewegungssystems in Betracht. Diese können sich aber auch ohne organische Veränderungen nur aufgrund einer funktionellen Überbeanspruchung entwickeln.

Außerdem bedingt die Funktionsgemeinschaft zwischen aktivem und passivem Bewegungsapparat eine gegenseitige Abhängigkeit, so daß die reaktiven Veränderungen der Muskulatur nicht nur Folge, sondern auch Ursache von Erkrankungen des Rumpfes und der Gliedmaßen sein können.

Bei den Statikstörungen der Wirbelsäule muß zunächst kurz auf den Begriff der *Haltung* eingegangen werden. Die typisch menschliche Haltung als das Gesamtbild des frei und aufrecht stehenden Menschen wird von mehreren Faktoren bestimmt: vom anatomischen Aufbau, vom Funktionszustand der Muskulatur, von konstitutionellen Merkmalen, endogenen erblich bedingten Komponenten und auch von der psychischen Verfassung. Der Begriff der aufrechten Haltung beinhaltet bereits eine somatische und psychische Bedeutung. Die Orthopädie hat sich von Anfang an mit dieser Problematik auseinandergesetzt. Es sei in diesem Zusammenhang an die ursprüngliche Bedeutung des Wortes Orthopädie erinnert, die der französische Arzt Andry in einem 1741 an Ärzte und Pädagogen gerichteten Buch als „Erziehung zur aufrechten Haltung" in körperlicher und seelischer Hinsicht verstanden hat. Er prägte die Bezeichnung Orthopädie aus den griechischen Worten *orthos* (gerade, richtig) und *pais* (Kind), da er zunächst die Kinder und Jugendlichen im Auge hatte. Die Sorge um die seelische Gesundheit der Patienten war also schon damals im Aufgabenbereich der Orthopädie grundgelegt. Mit dem Problem der Haltung und deren Beeinflussung durch seelische Faktoren hat sich v. a. in seiner Münchner Zeit einer der großen deutschen Orthopäden auseinandergesetzt: Franz Schede. Von ihm stammt ein Standardwerk zur körperlichen Erziehung des Menschen.

Neben der noch ausgleichbaren schlechten Haltung oder Haltungsschwäche unterscheiden wir vom klinischen Standpunkt die krankhafte Haltung mit Fixierung eines bestimmten Wirbelsäulenabschnittes. In der sagittalen Ebene spricht man von der Kyphose im pathologischen Sinn, in der frontalen Ebene von der Skoliose. Bei beiden unterliegt die Rückenstreckmuskulatur einer unphysiologischen Dauerbeanspruchung, sie wird insuffizient und führt zu einem myalgischen Syndrom (Abb. 7).

Auch angeborene Störungen haben ihre negative Auswirkung auf den Muskelapparat: z. B. ein angeborener muskulärer Schiefhals oder eine Spondylolisthesis mit massivem schmerzhaften Muskelhartspann (Abb. 8).

Kurz erwähnt werden sollen auch noch die degenerativen Veränderungen der Bandscheibe und Wirbelsäule. Schon geringfügige Lockerungen des Bandscheibengefüges, die Instabilitas intervertebralis, können zu einer „diskogenen" Irritation des N. sinuvertebralis Luschkae führen und eine schmerzreflektorische Verspannung der segmentalen Rückenmuskulatur hervorrufen. Über die zahlreichen nervalen Verbindungen zum vegetativen Nervensystem und der Verschaltung mit Rezeptoren, z. B. im Bereich der Kopfgelenke, werden vegetative und emotionale Einflüsse wirksam, die ja gerade dem chronischen HWS-Syndrom ein besonderes Gepräge geben (Abb. 9). Ein akutes HWS- oder LWS-Syndrom mit der schmerzbedingten Skoliose der LWS (Abb. 10) oder einem Schiefhals kann ebenfalls durch solche reflektorische Mechanismen, aber auch durch einen echten Bandscheibenvorfall hervorgerufen werden, den es dann abzuklären gilt.

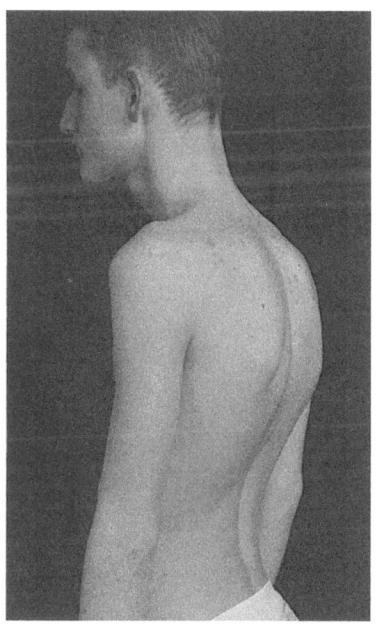
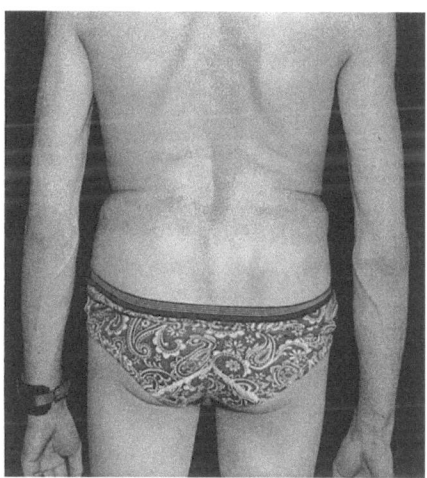

Abb. 7 *(links)*. Patient mit M. Scheuermann und paravertebralem Muskelhypertonus

Abb. 8 *(rechts)*. Patient mit einer Spondylolisthesis und schmerzhaftem lumbodorsalen Muskelhartspann

Auch extravertebrale Ursachen können in Frage kommen. Eine Fußdeformität, eine Beinverkürzung, eine Kontraktur an den Hüftgelenken, z. B. bei einer Hüftarthrose führen zu lokalen oder ausgedehnten schmerzhaften Muskelverspannungen, die nur diagnostisch zugeordnet werden können, wenn eine gründliche Untersuchung des Patienten erfolgt.

Überlastungen der Muskulatur entstehen auch ohne pathologische Organveränderungen. Eine unphysiologische Haltung am Arbeitsplatz oder in der Schulbank, eine zunächst nicht bemerkte Änderung der Sitzhöhe oder des Arbeitstisches, eine zwar bequeme, aber für die Wirbelsäule ungünstige Haltung im Fernsehsessel kann hartnäckige Myalgien auslösen. Auch durch eine Adipositas kann die Muskulatur überfordert werden.

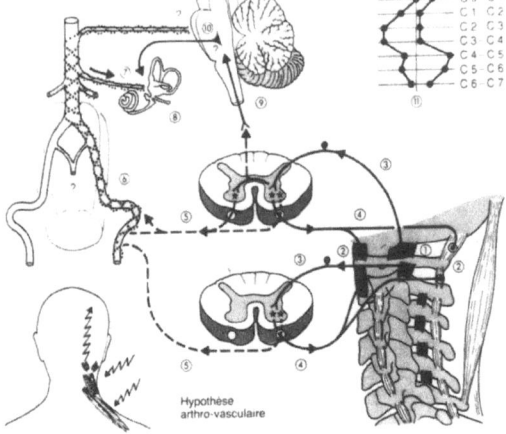

Abb. 9. Schematische Darstellung der arthromuskulären und arthrovaskulären Reflexverbindungen. (Nach Arlen 1983)

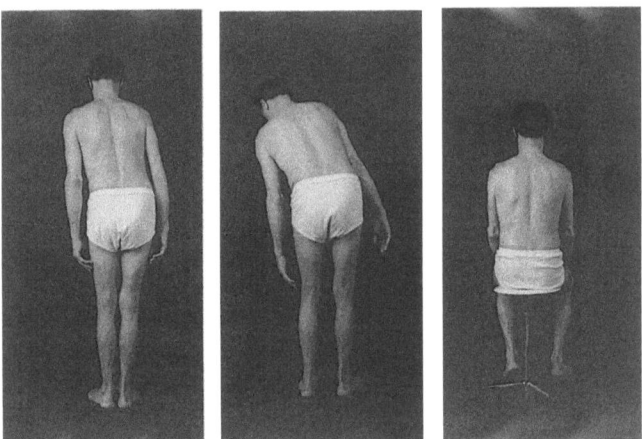

Abb. 10. Schmerzskoliose der LWS bei Bandscheibenvorfall, die sich bei Vorbeugung verstärkt und im Sitzen durch Entlastung der Nervenwurzel ausgleicht

Orthopädie und psychosomatische Medizin

Es gibt also bei der Abklärung von Weichteilbeschwerden umfangreiche differentialdiagnostische Überlegungen und es ist wichtig, an all diese Gesichtspunkte zu denken. Von seiten der psychosomatischen Medizin wird nun immer wieder auf die „iatrogene" Chronifizierung von funktionellen Schmerzzuständen hingewiesen. Zugegeben: der Vertreter der somatischen Medizin, auch der Orthopäde, versucht, Schmerzzustände auf seinem Fachgebiet mit pathologischen Befunden zu erklären und er findet auch meistens etwas, v. a. beim älteren Patienten. Obwohl ihm klar ist, daß es sich entweder um eine „psychische Überlagerung" oder um eine echte psychosomatische Reaktion handelt, bleibt er doch lange Zeit diagnostisch und therapeutisch auf dem Boden der Organmedizin, weil es in aller Regel der Patient von ihm auch erwartet und er auf keinen Fall eine schwerwiegende Veränderung übersehen will.

In diesem Zusammenhang sei ein Zitat von Klußmann (1987) angeführt:

> Die Patienten selber tragen zur Chronifizierung ihrer Erkrankung bei, in dem sie oft die Hürden einer psychosomatischen Konsultation nicht überwinden können, aus der Angst heraus, stigmatisiert zu sein, und daß nach einer entsprechenden Konsultation ein psychotherapeutisches Angebot nicht oder zu spät angenommen wird.

Diese Feststellung entspricht auch unseren Erfahrungen. Es ist äußerst schwierig, einen Patienten davon zu überzeugen, daß die Ursache seiner Beschwerden auf psychosomatischem Gebiet liegt. Man spürt förmlich die Ablehnung und getraut sich oft gar nicht zu sagen, daß ihm organisch eigentlich nichts fehlt. Der Patient akzeptiert, daß er „mit den Nerven fertig", „beruflich überlastet" ist, oder „viel auf seinen Schultern ruhen hat", aber „seelisch krank" sein will er nicht. „Ich spinne doch nicht", sagte er, und geht zu einem anderen Arzt, möglicherweise noch zu mehreren anderen. Das „Koryphäenkillersyndrom" (Beck 1977) gibt es auch auf dem orthopädischen Fachgebiet.

Zur Röntgenuntersuchung ist noch anzumerken, daß dem Orthopäden oft eine Art Enttäuschung begegnet, wenn er dem Patienten eröffnet, daß auf dem Röntgenbild kein pathologischer Befund zu sehen ist. Der Patient meint, daß man ihm dann seine Beschwerden nicht glaubt. Die Überinterpretation von Röntgenbefunden, die gerade dem Orthopäden vorgehalten wird, hat letztlich auch eine Ursache im Patienten selbst, da dieser ein objektives Korrelat für seine Schmerzen haben möchte. Es muß viel Zeit für die Erklärung aufgewendet werden, daß ein negatives Röntgenbild ein günstiger Befund ist.

Dieses Gespräch kann aber der Beginn eines behutsamen Hinführens und Bewußtmachens psychischer Konfliktsituationen sein oder darauf hinweisen, daß man mit seinen Beschwerden leben muß und auch kann.

Daß bei einem begründeten Verdacht auf eine psychosomatische Erkrankung mit invasiven diagnostischen Maßnahmen Zurückhaltung geboten ist, versteht sich. Dasselbe gilt für belastende Therapieformen, insbesondere Operationen. Der Leidensdruck allein bei fehlenden objektiven Kriterien rechtfertigt keinen operativen Eingriff. Bei einer nicht eindeutig indizierten Bandscheibenoperation z. B. ist der Mißerfolg bereits vorprogrammiert. Es ist richtig, trotz unseres diagnostischen und therapeutischen Bemühens stoßen wir beim chronisch Schmerzkranken an Grenzen und können oft somatisch nicht mehr weiterhelfen.

Durch den Ausschluß einer organischen Erkrankung kann der Orthopäde aber doch einen Beitrag in der Betreuung des psychosomatischen Patienten leisten und, wenn es ihm gelingt, wird er ihm auch den Weg in die psychosomatische Medizin weisen.

Literatur

Arlen A (1983) Röntgenologisch objektivierbare Funktionsdefizite der Kopfgelenke beim posttraumatischen Zervico-Zephalsyndrom. In: Hohmann D, Kügelgen B, Liebig K, Schirmer M (Hrsg): Neuroorthopädie Bd 1. Springer, Berlin Heidelberg New York
Beck D (1977) Chronische Schmerzzustände. Dtsch Med Wochenschr 102:303
Becker W, Krahl H (1978) Die Tendopathien, Thieme, Stuttgart
Brügger A (1987) Die Funktionskrankheiten des Bewegungsapparates: Ein neues Konzept für häufige Schmerzsyndrome. Aktuel Rheumatol 12:314
Klassifikation der Erkrankungen des Bewegungsapparates (1983) (Arbeitsgemeinschaft „Klassifikation der Dt. Ges. f. Rheumatologie", in: Handbuch der inneren Medizin, Rheumatologie A. Hrsg von H Mathies, S 18. Springer, Berlin Heidelberg New York)
Klußmann R (1987) Innere Medizin und Psychosomatik. Ungeliebte Notwendigkeit – sinnvolle Ergänzung? MMW 129:516–518
Müller W (1971) Der Weichteilrheumatismus. Begriffsbestimmung, Epidemiologie, Ätiopathogenese und Therapie als Überblick. (In: Fortb. K. Rheumatol, vol 1: Der Weichteilrheumatismus). Karger, Basel
Münzenberg J (1986) Diagnose und Behandlung von Schulterschmerzen. (Vortrag auf dem Würzburger Schmerzkongreß). Bayer Ärztebl 41:98
Schede F (1954) Grundlagen der körperlichen Erziehung, 3. Aufl. Enke, Stuttgart
Stotz S, Gieler U (1987) Die Sonographie als bildgebendes Diagnoseverfahren am Schultergelenk. Therapiewoche 37:3996
Wagenhäuser FJ (1983) Periarthropathia humeroscapularis, In: Mathies H (Hrsg) Handbuch der Inneren Medizin Rheumatologie C, Springer, Berlin Heidelberg New York

Zur Psychosomatik des Weichteilrheumatismus, insbesondere der Fibromyalgie

O. Seidl und R. Klußmann

Es braucht auf diesem Symposium nicht erst betont zu werden, daß es sich lohnt, bei Patienten mit Weichteilrheumatismus an psychosomatische Zusammenhänge zu denken, sowohl in bezug auf die Entstehung der Beschwerden, als auch auf deren weiteren Verlauf. Betrachtet man aber unser ärztliches Handeln bei solchen Patienten, so fällt auf, wie selten diagnostisch und therapeutisch psychosomatische Aspekte berücksichtigt werden. Patienten mit Weichteilrheumatismus bewegen sich zwischen den Bereichen innere Medizin, Orthopädie, physikalische Medizin, Naturheilkunde und Chirurgie. Der Psychosomatiker bekommt die Patienten erst dann zu Gesicht, wenn alle anderen Fächer der Medizin und Paramedizin sich vergeblich bemüht haben, d.h. in der Regel im Stadium der Chronizität der Beschwerden, in einem Stadium, in dem therapeutisch nur noch schwer etwas verändert werden kann und die Patienten kaum mehr bereit sind, eine andere Perspektive ihres Leidens zu entwickeln. Darf uns das wundern? Sollen wir von unseren Patienten mehr verlangen als von uns selbst? Ich glaube, daß eine Lösung des Problems erst dann in Sicht ist, wenn die Psychosomatik integraler Bestandteil der einzelnen Fachrichtungen selbst wird, insbesondere wenn sie sich dort ansiedelt, wo die Patienten primär betreut werden.

Wie schwer die psychosomatische Perspektive des Weichteilrheumatismus sich durchzusetzen vermag, zeigt sich sogar an unserer Klinik. Von 2500 Patienten, die während der letzten 2 Jahre in unserer Rheumatikerambulanz behandelt wurden, hatten 170 (7%) einen Weichteilrheumatismus. Davon fanden nur 5 Patienten (3%) den Weg in unsere psychosomatische Beratungsstelle. Dort wurden in den letzten 4 Jahren insgesamt 1600 Patienten betreut; darunter 160 mit Weichteilrheumatismus. Die durchschnittliche Beschwerdedauer bei diesen Patienten bis zur Vorstellung bei einem Psychosomatiker betrug 5 Jahre (bei 30 Patienten über 10 Jahre).

Wie sehr der Weichteilrheumatismus von allen rheumatologischen Krankheiten im Vordergrund steht, zeigt Abb. 1. Man kann sich leicht vorstellen, wie dies volkswirtschaftlich an Fehlzeiten und Behandlungskosten zu Buche schlägt. Um so verwunderlicher ist es, daß sich die Fachrheumatologie nur ungern mit dem Problem des Weichteilrheumatismus auseinandersetzt und daß wir immer noch mit antiquierten nosologischen Einteilungen und Begriffen arbeiten. Dies gilt auch für die Psychosomatik, wenn man von den Untersuchungen über Patienten mit sog. „low back pain" absieht. Es scheint, daß sich

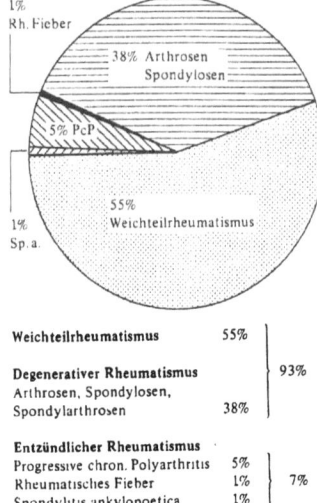

Weichteilrheumatismus	55%	
Degenerativer Rheumatismus Arthrosen, Spondylosen, Spondylarthrosen	38%	93%
Entzündlicher Rheumatismus Progressive chron. Polyarthritis Rheumatisches Fieber Spondylitis ankylopoetica	5% 1% 1%	7%

Abb. 1. Häufigkeit der einzelnen rheumatischen Krankheitsbilder. (Siegenthaler 1967)

hier keine wesentlichen Neuerungen seit dem ersten Lehrbuch der Psychosomatik von Weiss und English (1943) ergeben haben, welche die Psychosomatik der Rheumatologie übrigens zusammen mit der Zahnheilkunde abhandeln. Was geradezu willkürlich erscheint, hat wohl einen tieferen Sinn, denken wir nur an die alte „Fokustheorie" des Rheumatismus, der unzählige Zähne unserer Patienten zum Opfer gefallen sind, denken wir aber auch an das beißend Aggressive, was wir in gehemmter Form bei vielen Patienten mit Rheumatismus finden. Die mechanistische Einstellung zu seinem Leiden zeigt, daß auch der Weichteilrheumatiker ebenso wie der Zahnkranke die Hoffnung hegt, daß er nur zum Arzt zu gehen brauche, damit seine Beschwerden verschwinden. Aber wehe dem Arzt, der sich geschmeichelt auf das hohe Podest dieses Heilers stellen läßt. Er wird unweigerlich heruntergestürzt werden. Letztlich haben wir gar nicht so viel in der Hand, von dem wir sicher sein können, daß es beim Weichteilrheumatismus hilft. Psychodynamisch verstehen Weiss und Englisch den Weichteilrheumatismus als Folge von in ihrer Expression gehemmten aggressiven Impulsen. Weiss und English (1943) schreiben im 1. umfassenden Lehrbuch der psychosomatischen Medizin zur Psychodynamik des Weichteilrheumatismus:

> The muscles serve as a means of defense and attack in the struggle for existence; thus internal tension is most easily relieved by muscular action. When the external expression of aggression in the form of muscular action is inhibited by repressing forces, then muscular tension may result which is felt by the individual as pain and limitation of movement and is often erroneously interpreted by examining physician as fibrositis or muscular rheumatism. When we say to these people that their aches and pains and fatigue are due to the fact that they are always in a state of tension, that they do not know to relax, even at night, and that because their muscles are taut they are crying out in protest with aches and pains, it makes sense to them and provides a stepping-stone for them to begin to talk about their emotional problems.

Zur Psychosomatik des Weichteilrheumatismus, insbesondere der Fibromyalgie

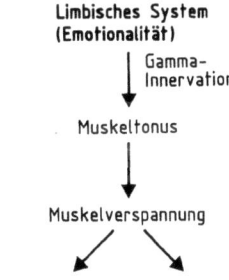

Abb. 2. Grob schematische Darstellung der psychophysiologischen Zusammenhänge beim Weichteilrheumatismus

Die Patienten stehen in dauernder Anspannung, sie können nicht entspannen, bei Tag nicht und bei Nacht nicht. Die Muskeln werden steif und schreien schmerzhaft protestierend auf, stellvertretend für den Patienten.

Grob vereinfacht können wir uns die psychophysiologischen Zusammenhänge so vorstellen, daß über bestimmte Nervenleitungen, vom limbischen System ausgehend, welches die Emotionalität zerebral repräsentiert, der Muskeltonus beeinflußt wird, was zu einer Muskelverspannung mit den Folgen von Schmerz und Funktionsstörung führt (Abb. 2).

Diagnostische Probleme

Zwei Fallberichte

Lassen Sie mich unter praktisch-diagnostischen Perspektiven zunächst von 2 Patienten berichten:

Vor einiger Zeit wurde uns ein 50jähriger Korvettenkapitän zugewiesen, der wegen seit 14 Tagen bestehender heftiger Rückenschmerzen mit Verspannung der paravertebralen Muskulatur zunächst die Orthopädie aufgesucht hatte. Die Schmerzen waren so stark, daß der Patient starke Schmerzmittel brauchte und in einer Liegeschale ruhiggestellt werden mußte, was eine zeitweilige Linderung brachte. Die Röntgenuntersuchungen der LWS und die Laboruntersuchungen ergaben keinen auffälligen Befund. Nach einer Woche wurde uns der Patient zugewiesen zur weiteren diagnostischen Abklärung, insbesondere auch im Hinblick darauf, daß wir eine psychosomatische Beratungsstelle zu Hause haben.

Der über starke Schmerzen klagende Patient fühlte sich nun nicht ernst genommen in seinen Beschwerden und abgeschoben. Er zeigte darüber deutlich seine Verärgerung, klagte ansonsten weiter über seine Beschwerden und bot dem betreuenden Arzt keine psychischen Auffälligkeiten. Die Arzt–Patienten-Beziehung gestaltete sich konfliktfrei. Von einer psychosomatischen ausführlichen Exploration trotz negativer Befunde wurde Abstand genommen. Bis dahin befand sich der Patient in einem Stadium, welches die amerikanische Literatur als „symptom sign dissociation" bezeichnet. Wir haben hier massive subjektive Beschwerden, aber im Vergleich dazu keinen entsprechenden objektiven Befund. Der Schluß daraus, daß es sich hierbei um psychosomatische Störungen handeln könnte ist zwar erlaubt, aber in einem solch frühen Krankheitsstadium auch gefährlich, abgesehen davon, daß für eine psychosomatische Diagnose das „positive Kriterium" fehlt. Eine in den folgenden Wochen forciert weitergetriebene Diagnostik ergab eine typhöse Spondylitis im Anfangsstadium. Der Patient wurde medikamentös behandelt und verließ schmerzfrei unsere Klinik.

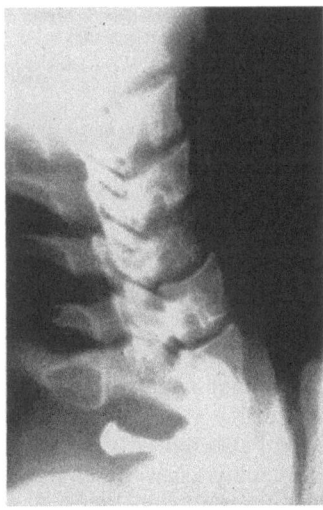

Abb. 3. Ursprünglich als psychosomatisch verstandenes HWS-Syndrom bei einem 34jährigen Peruaner mit Osteolyse im 4. Halswirbelkörper

Eine „symptom sign dissociation" wird dann immer wahrscheinlicher eine psychosomatische Konstellation, je mehr Zeit vergangen ist, in der sich eine organische Krankheit objektiv hätte manifestieren können. Eine vorschnelle psychosomatische Diagnose ist aber genauso fatal wie eine sich über Jahre hinziehende organische Diagnostik, die letztlich zu einer „iatrogenen Fixierung" auf somatische Zusammenhänge und einer „iatrogenen Chronifizierung" der Beschwerden führt, weil die entsprechende psychosomatische Behandlung unterbleibt.

Der 2. Patient, von dem ich berichten möchte, hatte eine muskuläre Verspannung in der Halswirbelsäule, die im Zusammenhang mit der bevorstehenden Volkswirtschaftsprüfung aufgetreten war. Der Patient war ein 34jähriger Peruaner aus einer außerordentlich leistungsorientierten Familie, der als Ältester von mehreren Geschwistern im Ausland studieren und dann im Heimatland Karriere machen sollte. Depressive Verstimmungen, Versagensängste, Beziehungsprobleme zu seinen Mitstudenten sowie hypochondrische Ängste wurden im ersten Gespräch angegeben und die Diagnose eines psychogenen HWS-Syndroms gestellt. Man hatte genügend positive Kriterien für eine psychogene Funktionsstörung, so daß die Therapie sowohl in einem ausführlichen ärztlichen Gespräch als auch in physikalischen Maßnahmen bestand. Eine Besserung der Beschwerden konnte dadurch nicht erreicht werden. Man entschloß sich zu einer weiterführenden Diagnostik und stellte schließlich die Diagnose einer atypischen Tuberkulose mit Osteolyse im 5. HWK (Abb. 3). Dieses Beispiel sollte uns zeigen, daß es trotz psychosomatisch „positiver Kriterien" nicht legitim ist, auf eine sorgfältige internistische Diagnostik zu verzichten, insbesondere bei Fortbestehen der Beschwerden.

Prinzipiell wird sich also eine psychosomatische Diagnostik nach 2 Gesichtspunkten hin orientieren: Ausschluß organischer Ursachen und Gewinnung von positiven Kriterien für psychosomatische Zusammenhänge. Wenn wir uns den positiven Kriterien für diese Zusammenhänge zuwenden, dann können wir allgemeine und besondere unterscheiden. Bevor wir überhaupt mit dem Patienten über psychische Dinge sprechen, abgesehen davon, daß der Patient zu uns sogleich eine von ihm weitgehend strukturierte Beziehung aufnimmt, können allein schon die Äußerungen über die Art und Lokalisation der Schmerzen sowie über mögliche funktionelle Begleitsymptome und Auffälligkeiten psychischer Art uns in eine gewisse Richtung lenken.

Es ist immer wieder versucht worden, die Schilderung des Schmerzes als Grundlage hierfür zu nehmen, ob der Schmerz vorwiegend organisch oder nichtorganisch zu interpretieren ist. Hilfreich scheint mir die Zusammenfassung von Adler (1986) zu sein.

Merkmal	organisch	nichtorganisch
Schmerzlokalisation	eindeutig, umschrieben	vage, unklar wechselnd
Affekte des Patienten	passen zu geschildertem Schmerz	inadäquat
Zeitdimension	eindeutige Phasen von Präsenz und Fehlen bzw. deutlichere Abnahme	dauernd da, etwa gleich intensiv
Abhängigkeit von Willkürmotorik	vorhanden	fehlt
Reaktion auf Medikamente	pharmakokinetisch plausibel	nicht verständlich
Schmerz und mitmenschliche Beziehung	unabhängig davon	damit verbunden
Schmerzschilderung	Bild paßt	Bild inadäquat, z. B. dramatisch
Betonung der Ursache	psychische Ursache betont	organische Ursache betont
Sprache	einfach, klar, nüchtern	intelligenzlerisch, Ärztejargon
Affekte des Arztes beim Zuhören	ruhig, aufmerksam, einfühlend	Ärger, Wut, Langeweile, Ungeduld, Lächeln, Hilflosigkeit, Verwirrung

Es ist sinnvoll, auch nach weiteren sog. funktionellen Begleitsymptomen zu fragen. Dem liegt die Vorstellung zugrunde, daß viele Patienten, die ein psychosomatisches Beschwerdebild an einem Organ oder Organsystem haben, auch über weitere, davon unabhängige Symptome oder psychosomatische Beschwerden klagen, wie z.B. Hyperhidrose, Akrozyanose, funktionelle Darm- und Herzbeschwerden, Schlafstörungen, Sexualstörungen u.a.

Es wurden von uns in einer allgemeinmedizinischen und orthopädischen Praxis 60 Patienten mit HWS- und LWS-Syndrom, bei denen radiologisch keine über das Alter hinausgehenden degenerativen Veränderungen der Wirbelsäule festgestellt worden waren, mittels der „Beschwerdenliste" nach v. Zerssen (1976) untersucht. Es zeigte sich, daß überwiegend Frauen weitere Beschwerden angaben, die nicht Teil des Wirbelsäulensyndroms waren. Die von den Männern mit HWS-Syndrom (11 Patienten) genannte häufigste

Beschwerde war innere Gespanntheit in über 50%. Auch bei den Frauen war dieses Symptom zusammen mit innerer Unruhe in fast 90% angegeben worden. Von diesen wurde auch unverhältnismäßig häufig Kältegefühl und Frieren bzw. Überempfindlichkeit gegen Kälte genannt. Ein Vergleich der Patienten mit HWS-Syndrom (n = 35) mit denen mit LWS-Syndrom (n = 25) ergab keine nennenswerten Unterschiede bei den Beschwerden. Die von Weintraub (1983) mitgeteilte Beobachtung, daß Patienten mit LWS-Syndrom häufiger über Störungen im Sexualbereich klagen würden, können wir nicht bestätigen. Aus unseren (noch vorläufigen) Ergebnissen glauben wir schließen zu können, daß Patienten mit funktionellem Wirbelsäulensydnrom nicht unbedingt einen großen „Halo" von weiteren funktionellen Beschwerden haben, insbesondere nicht die männlichen Patienten. Möglicherweise hängt dies mit deren wesentlich stärkeren „Normalitätsfassade" zusammen, möglicherweise ist aber auch der Weichteilrheumatismus ein im psychosomatischen Sinne eher umschriebenes Symptom und nicht in den großen Kreis diffuser funktioneller Beschwerden in ihrer Funktion eines emotionalen Äquivalents einzuordnen.

Auch die psychischen Besonderheiten der Patienten sind leicht eruierbar. In einer sehr ausführlichen Untersuchung von Patienten mit psychosomatischem Wirbelsäulensyndrom hat vor 17 Jahren schon Schild (1971) einige Auffälligkeiten beschrieben: Depressivität, Therapieresistenz, häufiger Arztwechsel, aggressive Haltung, auffälliger Schmerzcharakter und das Bedürfnis, viel zu reden. All diese unspezifischen Kriterien machen mögliche psychosomatische Zusammenhänge wahrscheinlich, entbinden aber nicht von der Suche nach besonderen Zusammenhängen zwischen psychischer Struktur des Patienten, Lebenssituation und Symptom bzw. Krankheit (Bräutigam 1973). Die wichtigste und für den Patienten auch sinnvollste Frage wird die nach den Lebensumständen zu Beginn der Beschwerden sein. Wir sprechen hier von „auslösender Situation", die in der Regel Konflikte enthält, welche in ihrer Struktur und Dynamik den Patienten meist verborgen sind. Deshalb werden viele Patienten auf die direkte Frage antworten, es wäre „nichts Besonderes" geschehen, welches jedoch für den Arzt der Auftakt sein sollte, sich ausführlich die Umstände schildern zu lassen, in denen die Beschwerden auftraten.

Wendet man hierfür den sog. „Life-event"-Fragebogen an, so ergeben sich nach unseren Erfahrungen keine Auffälligkeiten oder Hinweise auf lebensgeschichtliche Zusammenhänge bei der Entstehung des Weichteilrheumatismus. Sehr wohl aber finden wir diese, wie wir weiter unten noch zeigen werden, in einem ausführlichen tiefenpsychologisch orientierten Gespräch. Der Life-event-Bogen scheint uns für die Fragestellung ein viel zu grobes Raster zu sein, besonders bei Patienten die – wie die Weichteilrheumatiker – besonders krampfhaft an einer „Normalitätsfassade" festhalten wollen oder müssen.

Wenn man auch in der Psychosomatik sehr zurückhaltend ist mit der Annahme von spezifischen Konflikten, die zu psychosomatischen Krankheiten bzw. Beschwerden führen, so zeigen sich doch bei den Weichteilrheumatikern einige auffallende Gemeinsamkeiten der auslösenden Situation. Häufig sind es Kränkungskonflikte. Die Patienten fühlen sich benachteiligt, trotz hohen persönlichen Einsatzes, fühlen sich nicht genügend beachtet und gewürdigt. Die Konflikte sind häufig im Arbeitsbereich bzw. auf dem Leistungssektor zu finden. Hier kommt es meist für den Patienten zu einem unlösbaren Konflikt, der schließlich zum Zusammenbruch des emotionalen Gleichgewichts und zur Konversion in ein körperliches Symptom führt. Als einen weiteren Schritt des diagnostischen Gesprächs sollte man versuchen, den aktuellen Konflikt und die Unmöglichkeit, diesen adäquat zu lösen, aus dem lebensgeschichtlichen Zusammenhang des Patienten zu verstehen, wobei den frühkindlichen Beziehungsmustern eine hervorragende Bedeutung zukommt. Daß ein solches Gespräch für den nicht entsprechend vorgebildeten Arzt nicht einfach ist, versteht sich; es kann aber gelernt werden und gelingt um so mehr, je mehr Selbsterfahrung der Arzt besitzt. Zeit, Einfühlungsvermögen und die Fähigkeit, die Gefühle, welche der Patient in einem auslöst, zu interpretieren, sind wichtige Voraussetzungen dafür. Eine psychosomtische Diagnose wird sich letztendlich aus dem Zusammenpassen dieser einzelnen Mosaiksteinchen ergeben. Wenn es für uns plausibel ist, daß gerade dieser Patient zu diesem Zeitpunkt an dieser Krankheit erkrankt bzw. daß sich hier gerade die Beschwerden aktualisieren oder auch verschwinden, dann haben wir einen deutlichen Hinweis auf einen besonderen Anteil psychischer Faktoren an der Entstehung und am Verlauf der Krankheit.

Die folgende Übersicht (Klußmann 1986) zeigt zusammenfassend diejenigen psychosomatischen Befunde, die wir an Weichteilrheumatikern häufig erheben können, wobei im Vordergrund das Problem der Aggression und weniger das der libidinösen Antriebe steht.

Weichteilrheumatismus

Psychodynamik

Pathopsychophysiologie
– bei aggressiven Konflikten: erhöhter Muskeltonus,
　　　　　　　　　　　　　erhöhte Werte im EMG,
– lösen sich bei Verbalisierung,
– Hypoxie und Zerstörung der kontraktilen Substanz bei Dauertonus.

Psychodynamik
– Problem um die Aggression;
– Bewältigung der Angst vor Bedrohung;
– chronisch gehemmte Aggressivität = gesteigerter Muskeltonus;
– Konflikt zwischen: Hingabe und Standfestigkeit,
　　　　　　　　　　Opfersinn und Egoismus,
　　　　　　　　　　Sanftmut und Aggressivität,
　　　　　　　　　　Versorgungswünschen und Abhängigkeitstendenzen;
– „Boxer vor dem Gong", „Läufer vor dem Start" – ohne Startsignal.

Persönlichkeit
– beherrscht,
– zwanghaft,
– perfektionistisch,
– im Ambivalenzkonflikt: dienen – aufopfern,
– Züge des Beherrschenwollens.

Die Persönlichkeit des Rheumatikers wird i. allg. als beherrscht, zwanghaft perfektionistisch empfunden. Es ist von Opferwillen und Egoismus die Rede, von Ambivalenzkonflikten zwischen Dienen und Herrschen. Wir können praktisch dieselbe Dynamik auch bei Patienten mit chronischer Polyarthritis finden, so daß wir annehmen, daß wir es hier mit einer Psychologie des Bewegungsapparates zu tun haben.

Exemplarische Fallgeschichte

Die folgende Geschichte eines Patienten soll das bisher Gesagte noch verdeutlichen, zugleich aber auch die Problematik einer Medizin aufzeigen, welche sich zu spät auf ihre psychosomatischen Perspektiven besinnt.

Eine 56jährige Patientin wurde vom Institut für physikalische Medizin der Universität München an unsere psychosomatische Beratungsstelle wegen HWS- und Schulter-Arm-Syndrom überwiesen, insbesondere deshalb, weil alle therapeutischen Bemühungen bisher ohne Erfolg geblieben waren und die Patientin seit längerer Zeit arbeitsunfähig ist. Wir sollten die Frage beantworten, ob sich psychosomatische Zusammenhänge finden lassen. Die Beschwerden bestehen seit 12 Jahren (1976).

Es suchte uns eine klagend-weinende Patientin auf mit den Worten: „Sie sind meine letzte Hoffnung." Im Juli 1983 war es beim Heben einer schweren Kartoffelschüssel mit beiden Armen plötzlich zu einem stechenden Schmerz im linken Arm gekommen. Dieser konnte danach wegen der Schmerzen kaum mehr bewegt werden. Die Patientin habe sich eine Schmerzspritze geben lassen und dann mit zusammengebissenen Zähnen weitergearbeitet. Einige Tage später wurde in einer Spezialambulanz ein Riß der Sehne des M. supraspinatus festgestellt und eine Operation durchgeführt. Bezüglich des Verlaufs und der Beweglichkeit war der Erfolg gut, die Schmerzen bestanden jedoch weiterhin. Physikalische Therapie, längerer Kuraufenthalt führten zu keiner Besserung, so daß im April 1984 bei weiterhin guter Beweglichkeit der Schulter eine operative Revision wegen Kalkeinlagerungen im Bereich der Sehne vorgenommen wurde. Danach bestanden die Beschwerden weiterhin, und die Patientin wurde zu einer intensiven physikalischen Behandlung in das entsprechende Institut der Universität überwiesen. Auch die dortigen Maßnahmen führten zu keiner Besserung; im Gegenteil: die Schmerzen nahmen zu. Die physikalische Therapeutin war verzweifelt, der Chirurg verärgert. Beide Ärzte unterstellten geringen Gesundungs- und Arbeitswillen und schickten die Patientin zu uns.

Bei der genaueren Anamnese zeigte sich, daß die Schmerzen in HWS-, Schulter- und Armbereich schon viel länger bestanden haben. Erstmals waren sie 1976 aufgetreten unter dem Bild einer Tendovaginitis im linken Unterarm, später traten heftige Schmerzen in der linken Schulter und im HWS-Bereich auf, später auch in der rechten Schulter, aber auch in den Kniegelenken und in der Hüfte. Die Patientin klagte über heftige Schlafstörungen. Vom Hausarzt wurden seit 1976 insgesamt 20 Kortisonspritzen in die linke Schulter gegeben, was wohl schließlich zur Degeneration und Zerstörung der Supraspinatussehne geführt hat.

Wir haben uns nun zu fragen, was 1976 im Leben der Patientin aufgetreten ist, als sich die Beschwerden erstmals manifestierten. Um die Bedeutung dieser Ereignisse zu verstehen, wollen wir bis in die Kindheit der Patientin zurückgehen.

Die Patientin lebte bis zum 22. Lebensjahr bei ihren Eltern in ländlicher Gegend zusammen mit 3 jüngeren Schwestern und einem um 1 Jahr jüngeren Bruder. In der Kindheit gibt es keine auffallenden Ereignisse, keine Primordialsymptomatik. Die Mutter wird als weich und fürsorglich, dabei aber sehr einschränkend geschildert. Den Wunsch der Patientin, in ein Kloster einzutreten, ha sie nicht zugelassen, aus Angst, damit eines der Kinder zu verlieren.

Sie wollte immer alle um sich scharen. Die Patientin sagt von sich: „Ich habe halt dann so gelebt, als ob ich im Kloster wäre. Ich lebe auch jetzt noch alleine... Die Kirche ist mein einziger Halt." Die Mutter starb 1961. Der Vater hatte eine kleine Landwirtschaft und war sehr streng, so daß die Mutter die Kinder oft vor ihm schützen mußte. „Ich mußte immer hart arbeiten, nie durfte ich mich ausruhen oder spielen. Krank sein durfte ich schon gar nicht. Ich traute mich nie, eigene Wege gehen. So habe ich mich immer um alles gekümmert, habe alles zusammengehalten. Oft war der Vater aus dem Haus, dann sollte ich der Führer der Familie sein. Der Vater sagte, die Marie kümmert sich schon um alles. Ich habe das Vieh und alles versorgt." Wir können hier den starken, angsteinflößenden und fordernden Vater empfinden, aber auch den auf seine Marie stolzen Vater. Diese Anerkennung war für das Kind von großer Bedeutung, sie erhob sich über alle Geschwister ja sogar über die Mutter. Auf der anderen Seite aber gab es den schwachen Vater, der immer häufiger im Wirtshaus saß und teilweise betrunken war. Nur die Marie durfte ihn holen, nur mit ihr ging er nach Hause.

Der Vater starb 1973. Da war die Patientin schon in der Großstadt. Sie arbeitete dort in einer Großküche wie sie sagte „bei Tag und Nacht" als „unumschränkte Herrscherin". Sie machte einfach alles, und der damalige schon betagte Chef ließ sie gewähren. Alle taten, was sie sagte. „Das war wie in der Familie zu Hause, der Chef war wie mein Vater." 1976 kam dann der große Wechsel. Der alte Chef ging in Ruhestand, ein neuer, mit der Patientin gleichaltriger Mann wurde sein Nachfolger. „Der riß mir einfach alles aus der Hand und setzte seine Methoden vor. Er warf mir vor, ich würde unnötig viel arbeiten. Ich hätte es ja viel leichter, wenn ich die neuen Küchenmaschinen benützte. Er setzte mir dann noch einen Jungkoch, den ich selbst schon angelernt hatte, vor die Nase. Da sagte ich: „Die Maschinen rühre ich nicht an. Aber ich konnte ja auch nicht mehr, denn ich hatte damals schon die starken Schmerzen. Da fing alles an."

Wir haben es hier mit einer schweren narzißtischen Kränkung, einer Kränkung des Selbstwertgefühls zu tun. Die Patientin, die sich alle Last und Mühe seit Kindheit buchstäblich aufgehalst hatte, auf ihre eigenen Bedürfnisse verzichtet hatte, um die Anerkennung des Vaters und später des Chefs zu erlangen, und die sich gleichzeitig als die Herrscherin der Familie wie der Großküche fühlen konnte, war nun mit einem Male entthront, in ihrer tiefsten Seele verletzt. Es fiel ihr außerordentlich schwer, da noch den Kopf oben zu behalten, nicht alles hinzuschmeißen.

Das nun auftretende körperliche Symptom der HWS-Schulter-Arm-Hand-Schmerzen scheint wie ein bildlich metaphorischer Ausdruck dafür zu sein. Gleichzeitig aber ist es eine hervorragende Möglichkeit des Schutzes für das angeschlagene Selbstwertgefühl. Aus dem „man hat mir alles aus den Händen genommen" wird ein „ich kann vor Schmerz ja nichts mehr anfassen". Aus dem „ich darf und soll nicht" wird ein „ich kann nicht".

Wir haben den Fall in seiner Psychodynamik bewußt sehr vereinfacht. Auch hier sehen wir die gehemmte Aggressivität, das Leistungsbetonte, die Kränkungsproblematik, aber auch, und das sollte uns den Blick nicht verstellen, eine ödipale Problematik und Konstellation. Gehen wir von dem Symptom aus, so heftet sich der Schmerz symbolträchtig an den Körperteil, der für die Arbeit und für ihre Auseinandersetzung mit dem Küchenchef wichtig ist. Der Schmerz legt die Funktion lahm. Psychosomatisch ergeben sich mehrere theoretische Ansatzpunkte. Die Funktion des Schmerzes können wir einesteils verstehen als eine sog. Prothese zum Erhalt des narzißtischen Gleichgewichts. Von daher ist es nicht verwunderlich, daß, wenn therapeutisch keine Änderung dieser Problematik angestrebt wird, die Symptomatik natürlich fortbestehen muß und ihren tiefen Sinn erhält. Wir können aber auch die Symptomatik als Ausdruck einer ödipalen Konfliktsituation verstehen. Der Weggang des Chefs, dessen Achtung als auch dessen Schwäche sie genoß – schließlich war die Patientin der Chef der Küche –, wies auf eine frühkindliche Konfliktkonstellation hin, deren Problematik noch einmal grell erleuchtet wurde durch den vonder Patientin phantasierten Zusammenhang von ihrem Weggang in die Großstadt und dem Tod des Vaters.

Ob hier ein narzißtisches oder ein konversionsneurotisches Modell der Interpretation der Symptombildung sinnvoller wäre, wollen wir offen lassen. Die Tränen jedenfalls, welche die Patientin in unserem Gespräch vergoß, wurden von uns nicht verstanden als die eines zutiefst depressiven, sondern als die eines gekränkten Kindes, dem sich sein Vater entzogen hat. Diese psychodynamischen Interpretationen beruhen auf 2 Gesprächen mit der Patientin und könnten therapeutisch nicht mehr sinnvoll verwendet werden, da sich die Patientin gegen eine Psychotherapie wehrte. Sie hatte bereits einen Berentungsantrag gestellt und war nicht mehr interessiert an einer Veränderung ihres Zustands. Wie wir später erfahren haben, ist die Patientin in ihren Heimatort zurückgekehrt und arbeitet dort aushilfsweise in einem Pfarrhof.

Unter rheumatologischen Gesichtspunkten würde man diese Form des Weichteilrheumatismus der Patientin als „Fibromyalgie" bezeichnen. Es gilt der Satz von Yunus et al. (1981), daß ein ratloser, verzweifelter Patient unklarer Diagnose und generalisierten Schmerzen an Muskeln, Bändern, Sehnen immer an die Möglichkeit einer „Fibromyalgie" denken lassen sollte.

Fibromyalgie

Die Fibromyalgie scheint in den letzten Jahren eine Modediagnose geworden zu sein. Der Name selbst wird seit Anfang des Jahrhunderts verwendet. Es fragt sich, ob mit diesem Begriff viel gewonnen ist, ob er eine besondere nosologische Einheit bezeichnet. Früher wurde Fibrositis mit Weichteilrheumatismus synonym verwendet. Definiert wird die Fibromyalgie v.a. durch die Autoren Yunus und Moldofsky, die übereinstimmend als wichtigstes Kriterium Schmerzen angeben, die wenigstens 3 Monate bestehen und die wenigstens 3 verschiedene anatomische Regionen des Bewegungssystems betreffen. Ein 2. Kardinalsymptom ist die Abwesenheit von Ursachen, die diese Schmerzen erklären könnten; insbesondere gehören zum Krankheitsbild keine Entzündungszeichen.

Für Arzt und Patienten sehr eindrucksvoll ist das Vorhandensein von sog. „tender-points", Punkten bei deren Berührung die Patienten besonderen Schmerz empfinden (Abb. 4). Dies kommt zum einen dem untersuchenden Bedürfnis der Ärzte entgegen, zum anderen kann der Patient demonstrieren, daß er wirklich irgendwo etwas Nachweisbares habe. Auffällig, aber nicht konstant, ist eine besondere Störung des Schlafes, v.a. in seinen tiefen Phasen, welche für einige Autoren sogar Ausgangspunkt pathophysiologischer Überlegungen wurde (Moldofsky et al. 1975).

Die folgenden Übersichten geben eine Zusammenfassung der diagnostischen Kriterien von Yunus und Moldofsky (nach Wilke u. Mackenzie 1985):

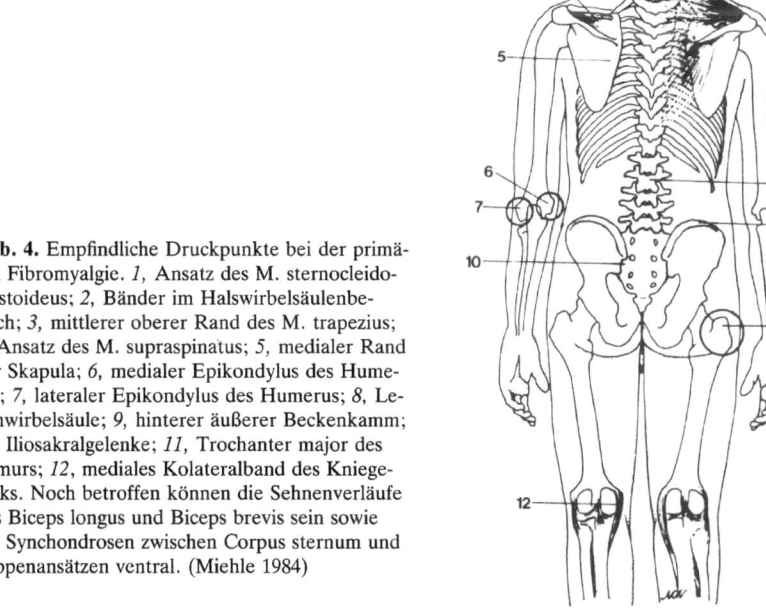

Abb. 4. Empfindliche Druckpunkte bei der primären Fibromyalgie. *1*, Ansatz des M. sternocleidomastoideus; *2*, Bänder im Halswirbelsäulenbereich; *3*, mittlerer oberer Rand des M. trapezius; *4*, Ansatz des M. supraspinatus; *5*, medialer Rand der Skapula; *6*, medialer Epikondylus des Humerus; *7*, lateraler Epikondylus des Humerus; *8*, Lebenwirbelsäule; *9*, hinterer äußerer Beckenkamm; *10*, Iliosakralgelenke; *11*, Trochanter major des Femurs; *12*, mediales Kolateralband des Kniegelenks. Noch betroffen können die Sehnenverläufe des Biceps longus und Biceps brevis sein sowie die Synchondrosen zwischen Corpus sternum und Rippenansätzen ventral. (Miehle 1984)

Yunus

1) Obligatory criteria:
   a) Aches, pains, or stiffness lasting at least three months and involving three or more anatomic sites,
   b) Absence of secondary causes.
2) Major criterion:
   Five tender points.
3) Minor criteria:
   a) Modulation of symptoms by physical activity,
   b) Modulation of symptoms by weather,
   c) Aggravation of symptoms by anxiety and stress,
   d) Poor sleep,
   e) General fatigue,
   f) Anxiety,
   g) Chronic headache,
   h) Irritable bowel syndrome,
   i) Sujective swelling,
   j) Numbness.

For a diagnosis of fibrositis both obligatory criteria must be positive, coupled with either (a) the positive major criterion and three minor criteria or (b) five minor criteria.

Moldofksy

1) Widerspread aching lasting more than three months.
2) Local tenderness at 12 of the following 14 sites:
   a) Midpoint of the upper fold of the trapezius (bilateral),
   b) Second interspace just lateral to the costochondral junction (bilateral),
   c) „Tennis elbow" sites 1 to 2 cm distal to the lateral epicondyles, affecting the muscle that tenses when the long finger is extended (bilateral),
   d) At the origin of the supraspinatus muscle, above the scapular spine and near the medial border (bilateral),
   e) Anterior aspect of the inter-transverse spaces of the low cervical spine (C 3–7) (unilateral),
   f) Interspinous ligaments of the low lumbar spine (L4–S1) (unilateral),
   g) Upper outer quadrants of the buttock, in the anterior fold of the gluteus medius muscle (bilateral),
   h) Medial fat pad overlying the medial collateral ligament of the knee, proximal to the joint line (bilateral).
3) Skin roll tenderness over the upper scapular region.
4) Disturbed sleep, morning fatigue and stiffness.
5) Normal erythrocyte sedimentation rate, SGOT, rheumatoid factor, antinuclear factor, muscle enzymes, and sacroiliac radiographs.

Die Autoren geben unterschiedlich viele Druckpunkte an. Yunus erwähnt auch noch, daß häufig Kopfschmerzen, irritable Kolon und Ängste bei den Patienten zu finden sind. Nachdem bei fehlenden „objektiven Befunden" die Diagnose v. a. auf einer guten Anamnese beruht, wurde sogar ein Fragebogen entwickelt (s. unten, Übersicht). Bei einer bestimmten Punktezahl ergibt sich zwangsläufig die Diagnose der Fibromyalgie (Campell et al. 1983).

1. Exercise makes me feel better.
2. I sleep well at night.
3. I feel well rested when I get up in the morning.
4. I wake up frequently at night.
5. It tire easily.
6. I am too tired during the day to do what I want to do.
7. I have pain in neck and shoulders.
8. I am stiff in the morning.
9. I have in my muscles and joints.
10. I ache in the morning.
11. Pain wakes me up at night.
12. Heat (such as a heating pad) helps my pain.
13. My pain is affected by the weather.
14. I have more pain when I am emotionally upset.
15. My pain is worsened by noise.

Patients were asked to answer these questions an a 4-point scale: Never, Sometimes, Often, and Almost always. The diagnosis of possible fibrostis required: 1) Questions 7 or 9: Often or Almost Always +; 2) Questions 8 or 10:

Tabelle 1. Alter, Beschwerdedauer und Ärztekonsum von Patienten mit Fibromyalgie (Ä, Ärztekonsum; K, Kuren; PK, psychosomatische Klinik)

Patienten Zahl	(Geschlecht)	Alter (Jahre)	Beschwerden- dauer (Jahre)	Ä	K	PK
1	(w.)	42	10	20	2	
2	(w.)	55	5	8	3	
3	(w.)	40	2	5	1	
4	(w.)	35	2	10	3	
5	(w.)	43	12	15	3	
6	(w.)	56	9	4		
7	(w.)	45	3	10	2	
8	(w.)	35	3	12	2	
9	(w.)	44	1	6	1	
10	(w.)	52	15	5	3	
11	(w.)	56	3	20		
12	(w.)	36	0,5	6		
13	(w.)	51	10	7	1	
14	(w.)	47	8	10		1
15	(w.)	45	15	6		
16	(w.)	47	2	4	1	
17	(m.)	50	7	7		
18	(m.)	40	20	3	4	
19	(m.)	34	2	4		1
20	(m.)	37	2	7		

Often or Almost Always +; 3) Question 3: Never or Sometimes +; 4) Questions 1, 12–15 (any 2): Often or Almost Always.

Als wir uns an der psychosomatischen Beratungsstelle mit Fibromyalgiepatienten zu beschäftigen begannen und wir bei den Kollegen der Rheumatikerambulanz danach fragten, konnte diese auf Anhieb Patienten mit Fibromyalgie nennen, gleichzeitig mit der mitleidigen Bemerkung, daß wir uns da wohl ein „schreckliches Untersuchungsfeld" gewählt hätten. Jeder Patient wäre ihnen „unvergeßlich", weil sie ständig Schwierigkeiten mit ihnen bekämen, sich häufig über sie ärgern müßten und sie ihnen „chronisch die Zeit stehlen" würden.

Wir haben bisher 30 Patienten mit Fibromyalgie untersucht. Über die ersten 20 Patienten möchten wir berichten. Wie in Tabelle 1 zu erkennen ist, überwiegen die Frauen mit einem Alter von 30–40 Jahren bei Beschwerdebeginn. Zu erkennen ist dabei auch die Crux einer jeden psychosomatischen Spezialambulanz, daß dorthin Patienten erst im Stadium der Chronizität ihrer Beschwerden gelangen mit einer Erkrankungsdauer von bis zu 20 Jahren. Man sieht auch ein charakteristisches Merkmal dieser Patienten: Sie haben einen erheblichen Ärztekonsum. Unsere Zahlen sind Annäherungswerte, wie wir sie von den Patienten erfragt haben.

Wir haben mit den Patienten ein tiefenpsychologisch orientiertes Interview durchgeführt und versucht, von psychosomatischer Seite her einige Ratschläge in therapeutischer Hinsicht zu geben. Bei allen Patienten gestaltete sich die Beziehung des psychosomatischen Erstgesprächs außerordentlich schwierig.

Sie war geprägt auf der einen Seite durch Mißtrauen der Patienten und durch eine Verärgerung, man würde sie „in die psychische Ecke drängen", aber auch über den Arzt, der sie zu uns geschickt habe, auf der anderen Seite durch eine außerordentlich angespannte und aggressive Gegenübertragung, wie sie kaum bei anderen Patienten zu erleben war.

Bei der genaueren Anamnese stellte sich heraus, daß im Unterschied zu den Diagnosekriterien von Yunus und Moldofsky die Beschwerden meist unilokulär begannen und daß sie erst im Laufe der Zeit andere Regionen befielen. Es scheint, daß die üblichen Diagnosekriterien erst für das Stadium der Chronizität zutreffen. Es wäre dringend nötig, schon für ein Frühstadium der Fibromyalgie verläßliche Kriterien zu finden.

An unserer Klinik ist es inzwischen üblich geworden, bei Patienten allein schon dann eine Fibromyalgie zu diagnostizieren, wenn sich bei einem weichteilrheumatischen Beschwerdebild die Arzt-Patienten-Beziehung als außerordentlich schwierig gestaltet. Wir haben vorhin nach dem Sinn einer nosologischen Einheit „Fibromyalgie" gefragt. Ich glaube, er liegt weniger im destriktiven oder pathophysiologischen, sondern im prognostischen Bereich und in den die Diagnose implizierenden speziellen Umfangsformen des Arztes mit solchen Patienten. Eine Fibromyalgie neigt von vornherein zur Chronizität, sperrt sich vielen therapeutischen Bemühungen und erfordert vom Arzt erhebliche Geduld. Die Patienten neigen dazu, die Ärzte zu idealisieren, um sie dann wieder zu entwerten. Diesen Idealisierungen heißt es als Arzt zu widerstehen, zugleich aber auch den somatischen Deutungsangeboten der Patienten, um sie dann vorsichtig, aber beharrlich auf einen möglichen psychosomatischen Zusammenhang hinzuführen. Man sollte auch widerstehen den vorschnellen Überweisungen, den Verlagerungen der therapeutischen Bemühungen auf viele Schultern, auch in der Hoffnung, vor den Patienten einige Zeit Ruhe zu haben.

In der folgenden Übersicht ist von 20 Patienten die „auslösende Situation" aufgeführt, die wir als „Triggersituation" bezeichnen möchten, weil wir annehmen, daß sich in dieser Situation etwas verdichtete, was schon längst als Problematik ungelöst vom Patienten herumgetragen wurde und zu Beschwerden führte.

Triggersituation	*Charakteristische Formulierungen des Patienten*
1. Schweres Heben bei „Altenpflege"	„Bis jetzt hat mein Arzt meine Heilung verzögert, weil er mich nicht zu Ihnen überwiesen hat."
2. Tragen beim Umzug in andere Stadt	„Sie sind meine letzte Hoffnung, aber ich glaube, Sie können mir auch nicht helfen?"
3. Holzhacken	„Mein Arzt wollte mich wohl bestrafen, daß er mich zu Ihnen geschickt hat. Ich bin doch nicht verrückt."
4. Schreiben des eigenen Antrags auf Bildungsurlaub	„Die Ärzte haben bei mir viel falsch gemacht!"

5.	„Falsche Bewegung"	„Ich kann Ärzte allmählich nicht mehr sehen."
6.	Heben von Küchengerät	„Ich komme nur zu Ihnen, weil ich nichts unversucht lassen will."
7.	Mantelausziehen vor Testamentseröffnung	„Ich komme nur zu Ihnen, weil ich meinen Arzt nicht enttäuschen will."
8.	Heuernten	„Kein Arzt kann mir helfen."
9.	Vorbereitung einer Party	„Die Ärzte glauben mir meine Schmerzen nicht."
10.	?	„Ach wissen Sie, es würde zu weit führen, über Aggressionen zu sprechen."
11.	?	„Spreche ich zu viel? Es ist aber wichtig, daß Sie die ganze Geschichte kennen."
12.	Mantelausziehen in der Schule	„Mein Arzt weiß nicht weiter. Er glaubt jetzt, daß es psychisch ist."
13.	Tragen eines Tabletts	„Als mein Arzt mir nicht mehr helfen konnte, wurde er richtig ärgerlich und hat mich hierher geschickt."
14.	Von Auto angefahren	„Man hat mich reingelegt. Das ist ja die Psychosomatik."
15.	Bei Operationen falsch gelagert	„Ich komme immer zu kurz. Ich kann einfach nicht so jammern wie andere."
16.	Falsche Bewegung	„Mein Arzt meint, ich hätte Depressionen."
17.	Tragen eines Tisches	„Wo ist meine Krankenakte? Man weigert sich immer wieder, meine Unterlagen zur Kenntnis zu nehmen."
18.	Beim Schreiben des eigenen Namens	„Psychosomatische Klinik?! Ob damit mein Hausarzt einverstanden sein wird?"
19.	Heben beim Umzug der Arbeitsstelle	„Ihren Brief an meinen Hausarzt möchte ich aber sehen!"
20.	Schneeschippen	„Sie sind mir als Experte empfohlen worden. Ich bin gespannt, was Sie für mich tun können."

Auf den ersten Blick scheint die Auslösesituation nicht ungewöhnlich zu sein, so als ob die Patienten eine „falsche", eine übertriebene oder eine zu anstrengende Bewegung gemacht hätten. Ungewöhnlich aber ist, daß die Beschwerden dann so lange anhalten. Irgendwo im Bewegungssystem fangen sie an, erfahrungsgemäß am häufigsten im Bereich der Arme, um sich dann im Laufe der nächsten Jahre an anderen Regionen zu lokalisieren. Faßt man die auslösende Situation in ihrer Bedeutung genauer, dann ergeben sich überraschende Zusammenhänge: z. B. war *das schwere Heben bei der Altenpflege* die Betreuung der alten Eltern, zu der sich die Patientin verpflichtet fühlte unter Zurückstellung ihrer eigenen Entwicklungsmöglichkeiten und Bedürfnisse. *Das Tragen beim Umzug in eine andere Stadt* war der Umzug dorthin wegen eines Freundes, der die Patientin dann „sitzenließ". *Das Schreiben eines Antrags auf*

Bildungsurlaub war die Formulierung einer Bitte um einen Informationsurlaub über das Thema „Vorbereitung auf den Ruhestand", welcher abgelehnt wurde. *Das Mantelausziehen in der Schule* war die Rückkehr von einer Fortbildungsveranstaltung einer außerordentlich leistungsorientierten, aber unsicheren Lehrerin, die jetzt mit dem Erwartungsdruck ihrer Kollegen und Schüler konfrontiert wurde. Was sich also so harmlos und einfach ausdrückt, hat doch einen erheblich problematischen und psychischen Hintergrund, und es lohnt sich, die Situationen genauer schildern zu lassen.

Rechts in der Übersicht sind einige charakteristische Formulierungen der Patienten wiedergegeben, die vielleicht deutlicher als andere Worte die Beziehung zum Arzt ausdrücken können. Auf der einen Seite kommt es zu einer Idealisierung des Arztes, auf der anderen zu einer Entwertung, was besonders typisch bei der 2. Patientin ist: „Sie sind meine letzte Hoffnung, aber ich glaube, Sie können mir auch nicht helfen." Es kommt zur Kritik der früheren Ärzte, um den jetzigen Arzt aufzuwerten, oder es kommt zur Kritik an Ärzten ganz allgemein. Dieses Verhalten erinnert an das, wovon Beck (1977) bei Patienten mit chronischen Schmerzen berichtet, die zugleich mit der Idealisierung eine spätere Degradierung des Arztes beabsichtigen. Beck nannte dies das „Koryphäen-Killer-Syndrom", das durch folgende Trias charakterisiert ist:

1) eine Vielzahl von Untersuchungen und z. T. Operationen;
2) das Fehlen einer eindeutigen somatischen Diagnose und einer sinnvollen Therapie;
3) eine pathologische Arzt-Patienten- bzw. Therapeut-Patienten-Beziehung.

Aus den Äußerungen unserer Patienten sehen wir aber auch, wie schwer der Gang in die Psychosomatik fällt, daß sie sich abgeschoben, hintergangen oder gar bestraft fühlen. Es ist außerordentlich wichtig, als Arzt dem Patienten zu vermitteln, daß man seine Beschwerden ernst nimmt, gleichzeitig aber auch die Möglichkeit einer psychischen Ursache erwähnt.

In der folgenden Übersicht sind nach unseren Erfahrungen die Besonderheiten von Patienten mit Fibromyalgie zusammengefaßt.

Besonderheiten von Patienten mit Fibromyalgie:

– somatische „Fixierung" (Mitbeteiligung der Ärzte),
– schwierige Arzt-Patienten-Beziehung,
– großer Ärztekonsum (teilweise „Expertenkiller"),
– Problem der Chronizität,
– zwanghafte Persönlichkeitszüge (mit hysterischen und depressiven Komponenten),
– vergebliche Therapieversuche.

Herausheben möchte ich die auffallend zwanghafte Struktur der Fibromyalgiepatienten. Es bestehen aber auch gleichzeitig deutliche hysterische Persönlichkeitszüge, die sich im manipulativen Verhalten, in verlockenden Angeboten und Bemerkungen mit degradierendem Ausschluß „dritter Personen" und im hysterischen Agieren zeigen. Dadurch werden die Kollegen an unserer Klinik oft zu dem Satz veranlaßt: „Was hat die Patientin doch wieder für ein Theater aufgeführt!" Blickt man näher in deren Biographie, so finden wir häufig eine neurotische Fixierung in der ödipalen Entwicklung, wir finden aber auch Störungen auf der narzißtischen Entwicklungslinie. Die Patienten sind oft die ältesten in einer Geschwisterreihe, die sich durch Anpassung, Leistung und Fügsamkeit die Aufmerksamkeit der Eltern erringen mußten. Sie erfuhren, wie gefährdet und brüchig durch aggressive Impulse oder durch die Durchsetzung eigener Wünsche die elterliche Zuwendung ist.

Die schwierige Arzt–Patienten-Beziehung, die sich bei den Patienten mit Fibromyalgie in charakteristischer Weise einstellt, wurde von Beck in der erwähnten Arbeit über das „Koryphäen-Killer-Syndrom" zutreffend charakterisiert:

... durch eine initiale Idealisierung des Arztes durch den Patienten. Der Patient kommt mit einer Haltung von hilfesuchender Bedürftigkeit zum Arzt und erweckt in ihm das Gefühl, er sei der einzige wirkliche Helfer, so daß er aufgrund der mobilisierten Allmachtsgefühle sein ganzes Können und medizinisches Instrumentarium einsetzt. Zudem erweckt der Patient in ihm das Gefühl, daß alle früheren Ärzte Versager waren. Nun passiert aber das Paradoxe, daß die forcierten Abklärungen zu keinem pathologischen Befund führen und daß die initiale Idealisierung des Patienten umkippt in eine Enttäuschung, die im Arzt unlustvolle Ohnmachtsgefühle erweckt. Um aus dem Dilemma herauszukommen, überweist der Arzt jetzt seinen Patienten einem Kollegen, meistens einem „potenteren", der über kurz oder lang das gleiche Schicksal erleidet.

Dieses Zitat beschreibt sehr gut die Phänomene der Übertragung und Gegenübertragung. Es dürfte für das Gelingen einer wie auch immer gearteten Therapie bei diesen Patienten von grundlegender Bedeutung sein, wie weit ein Arzt damit umgehen kann. Bei der Betreuung unserer Patienten waren die vorherrschenden Gefühle Wut und Verärgerung. Eine Patientin sagte: „Jetzt würden Sie mich wohl am liebsten rausschmeißen?" Diese und andere Äußerungen führen uns zu dem Gedanken, daß es bei vielen Patienten zunächst darum geht, die Toleranzgrenzen des Gegenüber auszuloten in einem, wie es uns die Biographie der Patienten nahelegt, Machtkampf um die stärkere Position. Es scheint uns von entscheidender Bedeutung zu sein, sich nicht darauf agierend einzulassen, sondern das Verhalten des Patienten als Teil einer neurotischen Konstellation zu verstehen und zu ertragen. Ein therapeutisch fruchtbarer Zugang zum Patienten dürfte erst nach dieser „Feuerprobe" möglich sein; erst dann, wenn der Therapeut zu verstehen gibt, daß er die mehr oder weniger offene Aggressivität des Patienten nicht als Angriff, sondern als Ausdruck seiner inneren Wut begreift. Man hat den Eindruck, daß die Patientin nicht nur in ihrem so heftigen Schmerz, der kein organisches Korrelat hat, sondern auch in ihrer so heftigen Aggressivität zunächst einmal nur angenommen werden wollen und daß sie dies erst einmal prüfen müssen.

Die Literatur über die Psychodynamik der Fibromyalgie ist außerordentlich uneinheitlich. Yunus selbst, der die wesentlichen Definitionen der Krankheit geleistet hat, sieht die Fibromyalgie nicht als eine psychosomatische Krankheit, gibt jedoch zu, daß psychische Faktoren wenigstens bei einer Untergruppe von Patienten eine Rolle spielen könnten (Yunus 1984). Im wesentlichen bezieht sich Yunus auf testpsychologische Untersuchungen und Life-event-Forschung,

Methoden, deren gemeinsames Merkmal es ist, die Psychodynamik weitgehend zu vernachlässigen (Ahles et al. 1984; Genoud et al. 1979; Hell et al. 1982; Hudson et al. 1985; Marks et al. 1983; Moldofsky et al. 1975; Smythe et al. 1977/78; Wolfe et al. 1984).

Für die Betreuung von Patienten mit Fibromyalgie ist es wichtig, die Diagnose früh zu stellen, den Patienten über die Natur der Krankheit aufzuklären, insbesondere darüber, daß es für die Diagnose unabdingbar ist, daß man eben keine „positiven" Labor- oder Röntgenbefunde erheben kann. Mit der Stellung der frühen Diagnose sollte aber auch gleichzeitig die Möglichkeit einer Psychogenese der Beschwerden mit dem Patienten besprochen werden. Außerdem sollte man abklären, wieweit psychische Faktoren tatsächlich eine Rolle spielen und wieweit man daraus therapeutische Konsequenzen ziehen will oder kann. Man sollte dem Patienten zu verstehen geben, daß man seine Schmerzen ernst nimmt und daß diese eine Realität darstellen; man sollte aber verzichten auf therapeutische Erfolgsversprechungen, wohl wissend, daß man nur geringe Möglichkeiten einer effektiven Behandlung hat. Es ist gelegentlich tragisch zu sehen, wie durch chronische Kortisoninjektionen Gelenke oder Sehnen lädiert werden und abreißen, die dann operiert werden müssen, oder wie invasive diagnostische Eingriffe zu einem M. Sudeck führen, z. B. nach einer Arthroskopie des Kniegelenks bei andauernden Schmerzen am charakteristischen „Tenderpoint" am Pes anserinus. Man sollte den Patienten sagen, daß man wahrscheinlich seine Schmerzen lindern kann, daß es aber derzeit kein probates Mittel gibt, sie zu beseitigen.

Man sollte in irgendeiner Form auch versuchen, die Psychotherapie in ein Therapiekonzept einzubauen. Bei dieser Art der Patienten ist es sicher nicht sinnvoll, Psychotherapie als primäre oder gar einzige Therapie anzuwenden.

Von den Therapiemöglichkeiten gibt es prinzipiell mehrere, wobei die Reihenfolge der Anwendung oder der Kombination sich nach jedem Patienten unterschiedlich gestaltet:

- physikalische Therapie,
- körperliche Entspannung (autogenes Training u.a.),
- psychotherapeutisches Gespräch (aufdeckend, supportiv),
- psychosomatische Klinik (nicht „Kur"),
- evtl. Patientengruppen, Ergotherapie,
- medikamentöse Therapie (Antidepressiva).

Die physikalische Therapie scheint mir bei jedem Patienten angebracht. Sie gibt ihm das Gefühl, daß man ihn ernst nimmt in seinem somatischen Teil der Beschwerden. Sinnvoll ist bei jedem Patienten eine Form der körperlichen Entspannung: autogenes Training, konzentrative Bewegungstherapie, Hypnose u. a. In der Regel sind die Patienten nicht bereit, zu einem Fachpsychotherapeuten zu gehen, so daß der behandelnde Arzt selbst je nach Kompetenz tätig werden sollte. Vielfach wollen die Patienten eine Kur. Sie bringen den Wunsch oft mit einer solchen Hartnäckigkeit vor, daß man den Eindruck hat, daß sie dies als eine berechtigte Forderung und Wiedergutmachung für die jahrzehntelange Zurückstellung eigener Bedürfnisse betrachten. Hier ist es nicht sinnvoll, eine einfache Kur vorzuschlagen. Man sollte den Patienten dann schon in eine psychosomatische Kurklinik überweisen. In anderen Ländern bestehen gute Erfahrungen mit Patientengruppen, auch mit ergotherapeutischen Maßnahmen, die sich v. a. auch an den Alltagsbedingungen des Patienten orientieren.

Als medikamentöse Therapie empfehlen sich Antidepressiva, v. a. Amitriptylin in einer Dosierung von 25–75 mg oder mehr pro Tag, besonders wenn Schlafstörungen im Vordergrund stehen. Die Medikamente haben den Vorteil, daß sie nicht suchterregend sind. Ihre Wirksamkeit beruht nicht darauf, daß der Fibromyalgie eine „larvierte Depression" zugrunde liegt. Eine schwere Depression, insbesondere eine endogene oder eine larvierte Depression, fanden wir bei unseren Patienten mit Fibromyalgie nicht.

Da wir fast alle Patienten im Stadium der Chronizität ihrer Beschwerden sahen, können wir nicht entscheiden, wieweit eine Psychotherapie hilft. Die meisten unserer Patienten waren zu dem Zeitpunkt der Vorstellung bei uns nicht willens, einen Psychotherapeuten aufzusuchen. Zwei Patienten allerdings waren seit einem bzw. zwei Jahren in Psychoanalyse. An den Schmerzen selbst habe sich in dieser Zeit nichts geändert, aber am Umgang mit den Beschwerden. Das Agieren verschwand, und es entwickelte sich eine realitätsangepaßtere Lebensweise. Eine Patientin sagte, sie habe es jetzt endlich geschafft, ihre Aggressionen nicht dauernd zurückhalten zu müssen.

Wir schließen aus unseren Untersuchungen, daß die Fibromyalgie, eine besondere Form des Weichteilrheumatismus, wegen der besonderen Art der Arzt-Patienten-Beziehung und der psychodynamischen Zusammenhänge als eine psychosomatische Krankheit zu verstehen ist.

Betreuung von Patienten mit Fibromyalgie:

– Diagnose früh stellen und psychosomatische Zusammenhänge mit dem Patienten besprechen;
– Schmerzen des Patienten ernst nehmen;
– Vermeiden von therapeutischen Erfolgsversprechungen, halbherzigen Therapien, überflüssiger Diagnostik und Überweisungen;
– Psychotherapie in ein therapeutisches Gesamtkonzept integrieren.

Die Diagnose sollte so früh wie möglich gestellt und ausführlich mit dem Patienten besprochen werden. Nur so kann der hohe Ärztekonsum der Patienten mit der impliziten Gefahr unnötiger und potentiell gefährlicher Untersuchungen und Therapien, aber auch die strenge somatische Fixierung des Patienten und eine iatrogene Chronifizierung (Reimer et al. 1979) vermieden werden. Die Therapie sollte, in welcher Form auch immer, somatisch und psychotherapeutisch kombiniert sein. Verständlicherweise hängt die Beurteilung des therapeutischen Erfolgs davon ab, wie lange die Krankheit besteht. *Prospektive* Studien, beginnend im Frühstadium der Fibromyalgie, sind dringend nötig.

Literatur

Adler R (1986) Schmerz. In: Uexküll J von (Hrsg) Psychosomatische Medizin. Urban & Schwarzenberg, München Wien Baltimore, S. 551–564

Ahles TH, Yunus MB, Riley SD, Bradley JM Masi AT (1984) Psychological factors associated with primary fibromyalgia syndrome. Arthritis Rheum 27:1101–1106

Beck D (1977) Das „Koryphäen-Killer-Syndrom". Zur Psychosomatik chronischer Schmerzzustände. Dtsch Med Wochenschr 102:303–307

Bräutigam W (1973) Wie erkennt man psychosomatische Krankheiten? Dtsch Ärztebl 4:206–208

Campell MS, Clark S, Tindall E, Forehand M, Bennett R (1983) Clinical characteristics of fibrositis. I: A „blinded" controlled study of symptoms and tenderpoints. Arthritis Rheum 26:817–825

Genoud P, Gerster JC, Sandan Y (1979) Aspect psychologique du malade souffrant de fibrosite (polyinsertonite). Rev Med Suisse 99:51–56

Hell D, Balmer R, Battegay R, Cabhardt F, Müller W (1982) Weichteilrheumatismus und Persönlichkeit: eine kontrollierte Studie. Schweiz Rundsch Med Prax 71:1014–1021

Hudson JI, Hudson MS, Pliner LF, Goldenberg DL, Pope HG (1985) Fibromyalgie and major affective disorder: a controlled phenomenology and family history study. Am J Psychiatry 4:441–446

Klußmann R (1986) Psychosomatische Medizin. Springer, Berlin Heidelberg New York Tokyo, S 132–135

Marks RC, River M, Kimball CP, Medof ME (1983) Fibrositis: psychological profile. Psychosom Med 45:82 (Abstract)

Miehle W (1984) Extraartikulärer Rheumatismus. In: Hettenkofer HJ (Hrsg) Rheumatologie. Thieme, Stuttgart New York, S 187–242

Moldofsky H, Scarisbrick P, England R, Smythe H (1975) Musculoskeletal symptoms and Non-REM sleep disturbance in patients with „fibrositis-syndrome" and healthy subjects. Psychosom Med 37:341–351

Reimer C, Hempfling L, Dahme B (1979) Iatrogene Chronifizierung in der Vorbehandlung psychogener Erkrankungen. Prax Psychother Psychosom 24:123–133

Schild R, Block C (1971) Der Problempatient in der Rheumatologie. Schweiz Med Wochenschr 101:299–303

Smythe HA, Moldofsky H (1977–78) Two contributions to understanding of the „fibrositis" syndrome. Bull Rheum Dis 28:928–931

Weintraub A (1983) Psychorheumatologie. Klett, Basel

Weiss E, English OS (1943) Psychosomatic medicine. Saunders, Philadelphia, S 725–754

Wilke WS, Mackenzie AH (1985) Proposed pathogenesis of fibrositis. The Cleveland Clinic Foundation 52:147–154

Wolfe F, Cathey MA, Kleinheksel SM, Amos SP, Hoffman RG, Young DY, Hawley DJ (1984) Psychological status in primary fibrositis and fibrositis associated with rheumatoid arthritis. J Rheumatol 11:500–506

Yunus M, Masi AT, Calabro JJ, Miller KA, Feigenbaum SL (1981) Primary fibromyalgia (Fibrositis): Clinical study of 50 patients with matched normal controls. Semin Arthritis Rheum 11:151–171

Yunus M (1984) Primary fibromyalgia syndrome: current concepts. Compr Ther 10:21–28

v. Zerseen D (1976) Die Beschwerden-Liste. Beltz, Weinheim

Die Integration der Psychorheumatologie in die allgemeine und fachärztliche Praxis

A. Weintraub

Einleitung

Schmerzzustände des Bewegungsapparates, bei deren Entstehung und Verlauf psychische und soziale Faktoren die entscheidende Rolle spielen, stellen den Arzt in der allgemeinen und fachärztlichen Praxis vor schwierige Aufgaben. Sie gehören zu den psychosomatischen beziehungsweise funktionellen Erkrankungen, bei welchen die genauen und wiederholten Abklärungen keine oder nur ungenügende somatische Ursachen ergeben. In den meisten Fällen handelt es sich um den körperlichen Austrag einer innerpsychischen oder psychosozialen Konfliktsituation.

Solche Schmerzen werden von mir, da sie sich im Bewegungsapparat manifestieren und unter den Sammelbegriff „Rheuma" fallen, als psychorheumatisch bezeichnet.

Psychorheumatischer Schmerz:

Schmerz im Bewegungsapparat ohne adäquates
  organisches Substrat

Grundsätzlich davon sind die psychischen und psychosozialen Folgen von organischen Erkrankungen des rheumatischen Formenkreises zu unterscheiden. Ängstliche und depressive Zustände, berufliche und familiäre Nöte sind als somatopsychische Reaktionen und Folgezustände zu verstehen. Sie sind ebenfalls Gegenstand ärztlicher Behandlung und Betreuung, nicht nur im Rahmen der rheumatischen Erkrankungen, sondern bei allen chronischen und invalidisierenden körperlichen Leiden.

Psychosomatische Schmerzsyndrome des Bewegungsapparates:

Krankheiten	*Psychodynamik*	*Klassifizierung*
a) mit strukturellen oder funktionellen Veränderungen	Angst reaktive Depression Krankheitsgewinn psychosoziale Probleme	somatopsychische Begleitsymptome

b) ohne strukturelle   Konversion   psychosomatische
   oder funktionelle   larvierte Depression   Schmerzsyndrome
   Veränderungen   im engeren Sinne

Im folgenden Beitrag wird das Schwergewicht auf die diagnostischen und therapeutischen Möglichkeiten und Grenzen des Arztes angesichts seines psychorheumatischen Patienten gelegt.

Diagnostische Integration

Der psychorheumatische Schmerzpatient imponiert in erster Linie als somatisch Kranker. Seine Beschwerden beziehen sich auf Schmerzen und Funktionsstörungen im Halte- und Bewegungsapparat. Es ist deshalb die erste Aufgabe des Arztes, die organische Ursache des Krankheitsbildes zu suchen, nicht selten in interdisziplinärer Zusammenarbeit. Es muß betont werden, daß der Schmerz echt empfunden wird und deshalb ernst genommen werden muß.

In der allgemeinen und spezialärztlichen Praxis sind bereits relativ enge Grenzen gesetzt, weshalb in vielen Fällen eine klinische Abklärung unumgänglich ist; dies v.a. in Anbetracht der überaus zahlreichen differentialdiagnostischen Möglichkeiten (Mathies et al. 1979).

Erst dann, wenn keine adäquate Ursache festgestellt werden kann, und erst aufgrund einer genauen biographischen Anamnese und psychorheumatologischen Schmerzanalyse, wie in folgenden Übersichten dargestellt, darf angenommen werden, daß es sich um einen psychorheumatologischen Schmerzzustand handeln könnte:

Biographische Anamnese:

- zeitliche Beziehung zu Konfliktsituationen,
- belastende Familienanamnese,
- therapieunabhängige schmerzfreie Intervalle,
- andere funktionelle Störungen,
- Zahl der bisherigen Abklärungen,
- Art und Wirkung früherer Behandlungen.

Psychorheumatologische Schmerzanalyse:

Lokalisation
- para- oder interskapulär,
- Nacken oder Kreuz, oft gleichzeitig, inkonstant,
- Panalgesie,

Schmerzschilderung
- „wahnsinnig"
- „unerträglich",
- „furchtbar",
- inadäquate Mimik,

Verschwinden
– bei Ablenkung, in Freizeit und Ferien
– im Schlaf,
– beim Zursprachekommen des Konflikts:
– „der Schmerz wird durch Tränen abgelöst",

Psychovegetative Begleitsymptome
– Dermographismus,
– Hyperhydrosis der Hände und Füße,
– funktionelle internistische Symptome,

Nichtansprechen auf
– Antirheumatika,
– klassische Schmerzmedikation,
– physikalische Therapie,

Ansprechen auf
– therapeutischen Dialog,
– Psychopharmaka,
– Myorelaxantia,
– autogenes Training.

Es liegt durchaus in der Kompetenz eines jeden Arztes in der Praxis, durch das erweiterte diagnostische Gespräch zu einem vertieften Krankheitsverständnis zu gelangen. Hierzu braucht es keine speziellen psychologischen oder psychiatrischen Kenntnisse.

Ein weiterer diagnostischer Hinweis in der Praxis beruht auf der Reflexion der Arzt–Patient-Beziehung, die sich in dem Maße verschlechtert, als die diagnostischen und therapeutischen Bemühungen sich als fruchtlos erweisen (Beck u. Frank 1979):

Klinische Trias therapieresistenter funktioneller Krankheiten:

```
              ┌─────────────────────────────┐
              │ Chronifizierung durch       │
              │ ergebnislose Abklärung und Therapie │
              └─────────────────────────────┘
                   /                \
┌──────────────────────┐      ┌──────────────────────┐
│ Fehlen von offenen   │      │ Verschlechterung der │
│ neurotischen Symptomen│      │ Arzt-Patient-Beziehung│
└──────────────────────┘      └──────────────────────┘
```

Je gespannter die Arzt-Patient-Beziehung wird, desto wahrscheinlicher ist die Diagnose eines psychosomatischen Geschehens. Das Mißverständnis beruht auf folgenden Grundlagen:

1) Der Patient klagt ausschließlich über Schmerzen, fühlt sich krank und arbeitsunfähig und wirkt aggravatorisch. Seine Schmerzschilderung ist, im Gegensatz zum organisch Kranken, diffus, wechselnd, nicht einzuordnen; sie geht dem Zuhörer schließlich auf die Nerven, langweilen ihn und lassen

ihn, wiederum im Gegensatz zum somatisch Leidenden, weniger Mitgefühl empfinden.
2) Der Patient erscheint vordergründig psychisch nicht besonders auffällig. Er gibt sich kollaborativ, bereit zu jeglicher auch invasiver Behandlung. Er negiert irgendwelche Konflikte, da sie ja, teilweise oder völlig unbewußt, somatisiert sind. Er lehnt deshalb eine Überweisung an eine Psychotherapie als Zumutung ab.

Hier stößt der Arzt auf eine der wichtigsten Grenzen seiner Möglichkeiten und Kompetenzen. Wie weit soll und kann er sich zeitlich und psychisch engagieren? Ist er bereit, die Beziehung zu seinem Problempatienten zu vertiefen, sich dessen innerpsychischen oder psychosozialen Konflikts anzunehmen? Oft sind es gerade diejenigen Ärzte, die sich in verantwortungsvoller Weise ihrer Grenzen bewußt sind, welche sich davor fürchten und am Prinzip festhalten, lieber gute Somatiker als schlechte Psychotherapeuten zu sein. Wer könnte ihnen dies verübeln?

Das vertiefte Eingehen auf den Patienten mit psychorheumatischen Schmerzen ist jedoch nicht nur ein psychologisches, sondern ebenso ein zeitliches Problem. Auf die ökonomischen Gesichtspunkte wird im Zusammenhang mit der Therapie zurückzukommen sein. Sicher sind sie in der überwiegenden Anzahl der Fälle Anlaß zur Überweisung des Patienten an höhere medizinische Instanzen oder an Fachpsychotherapeuten.

Therapeutische Integration

Wie bereits erwähnt, ist der Patient mit psychorheumatischen Schmerzen ernst zu nehmen und nicht einfach als funktionell oder als Aggravanten zu bagatellisieren. Dies würde nur seine Frustration verstärken. Der Arzt hat sich bewußt zu sein, daß gerade dieser Patient ihm einen großen Vertrauensvorschuß entgegenbringt und um so mehr enttäuscht ist als seine therapeutischen Erfolgserwartungen unerfüllt bleiben und er mit dem Ersatzobjekt „Medikament" abgespeist wird, von dem er aus Erfahrung weiß, daß es ihm nicht hilft (Egle u. Bassler 1987).

Es wurde auch bereits darauf hingewiesen, daß diese Kranken ausschließlich auf ihr körperliches Leiden fixiert sind und dieses für ihre eventuell vorliegenden depressiven Verstimmungen verantwortlich machen. Sie betonen immer wieder, daß es ihnen seelisch besser ginge, wenn sie gesund würden und ihrer Arbeit nachgehen könnten.

Die therapeutische Integration der Psychorheumatologie bewegt sich auf verschiedenen Wegen, die sich, wenigstens zeitweise, überschneiden können. Es handelt sich dabei um die zudeckenden-palliativen und die aufdeckenden-kausalen Behandlungsmethoden, die in folgender Übersicht aufgeführt sind:

a) Zudeckend-symptomatische Behandlung:
- Antirheumatika,
- Analgetika,
- Myorelaxantia,
- Psychopharmaka,
- physikalische Therapie,
- autogenes Training,
- Tanztherapie.

b) Aufdeckend-kausale Behandlung:
- therapeutischer Dialog,
- Gruppengespräche,
- körperorientierte Psychotherapie,
- Fachpsychotherapie.

Vor allem zu Beginn der psychosomatischen Erkrankung hat die Behandlung des Schmerzes, der Schlaf- und psychovegetativen Störungen Vorrang. Es braucht eine gewisse Erfahrung, den Zeitpunkt und die Form des therapeutischen Dialogs zu bestimmen. Der trennende Schreibtisch ist eine psychologische Schranke, das Mitschreiben des Arztes verhindert oft intime Mitteilungen. Es ist ein Trugschluß zu glauben, daß mit Fragen allein oder Fragebögen der Zugang zu einem tiefliegenden Konflikt möglich sei. Auf Fragen bekommt man nichts als Antworten, die gerade das Wesentliche zu verbergen suchen. Es ist wichtiger zu spüren, was verschwiegen wird, als zu hören, was gesagt wird. Zeitnot verhindert das Gespräch, verstärkt den Widerstand des Patienten. Oft liegt mehr im Schweigen als im Reden, drückt sich mehr in der Mimik und Haltung aus als in der Sprache. Ich habe dieses „aktive Schweigen" an anderer Stelle in einem Beispiel ausgeführt (Weintraub 1983 S. 37).

Zu erwähnen ist in diesem Zusammenhang, daß die Alexithymie, das Unvermögen, Gefühle zu verbalisieren, nicht nur ein Problem des Patienten, sondern auch des Arztes sein kann.

Sowohl bei chronifizierten therapieresistenten Patienten mit psychorheumatischen Schmerzen wie auch bei organischen entzündlichen und nichtentzündlichen Rheumakranken, die einer ständigen Behandlung und Betreuung bedürfen, gilt der Ausspruch von Klaesi (1976): „Das höchste ärztliche Wirken und Können setzt erst da ein, wo die Heilbarkeit einer Krankheit aufhört." (Über dieses Wirken und Können und über die Psychotherapie des Schmerz- und Rheumakranken s. Beitrag Egle.)

Hindernisse in der Integration

Die Hindernisse in der Integration der Psychorheumatologie in die allgemein- oder fachärztliche Praxis sind auf 3 verschiedenen Ebenen zu suchen:

- beim Patienten,
- beim Arzt,
- beim Kostenträger.

Hindernisse beim Patienten

Viele Menschen sind nicht imstande, ihre Konflikte auf psychischer-intellektueller Ebene auszutragen. Sie werden auf die körperliche Ebene konvertiert: es kommt zu konversionsneurotischen Zuständen. Dieser Vorgang ist weitgehend unbewußt (Adler 1979). Der konversionsneurotische Patient kommt ausschließlich mit körperlichen Beschwerden zum Arzt, in unserem Falle mit psychorheumatischen. Auch der des Konflikts bewußte Mensch scheut den Gang zum Psychiater oder Psychologen, weil er ihn als sozial diskriminierend betrachtet. Gesellschaftlich gesehen ist es akzeptabler, mit einem körperlichen Symptom, welcher Art auch immer, einen Arzt aufzusuchen, ihm ein „Präsentiersymptom" zu offerieren.

Der Arzt wird aber vom Patienten auch als Verbündeter in seinen gestörten psychosozialen Bezügen gebraucht, in einem Kranksein, das die Funktion einer Krücke, einer Waffe oder eines Appells besitzt. Die psychische Auseinandersetzung mit dem Konflikt wird auf diese Weise umgangen.

„Last but not least" ist auch das Problem des eigenen Kostenanteils nicht selten im Spiel, da somatische Behandlungen im Gegensatz zu psychotherapeutischen vom Kostenträger ganz übernommen werden. Und schließlich lehrt die Erfahrung, daß der Patient leichter den Schmerz erträgt als den primären oder sekundären Krankheitsgewinn aufzugeben:

Primärer Krankheitsgewinn:
– Neutralisation des Konflikts.

Sekundärer Krankheitsgewinn:
– neue Beziehungsmöglichkeiten,
– neue Existenzgrundlagen.

Hindernisse beim Arzt

Die Hindernisse, die sich der Integration der Psychorheumatologie in die Praxis in den Weg stellen, sind anders gelagert; 2 Tatsachen sind in erster Linie zu nennen:

– die unzureichende Ausbildung in Psychosomatik,
– die ökonomische Situation des Arztes.

Es ist keine Frage, daß die bisherige universitäre und klinische Ausbildung ungenügend ist. Trotz aller wissenschaftlicher Erkenntnisse auf dem Gebiet der Psychopathologie des Schmerzes wird immer noch von der irrigen Vorstellung ausgegangen, daß jedem Schmerz ein somatisches, nachweisbares Substrat zugrunde zu liegen habe. Dies führt zur unablässigen Suche nach der körperlichen Schmerzursache und zur iatrogenen Fixierung und Chronifizierung der psychosomatischen Schmerzkrankheit.

Des weiteren ist, entgegen landläufiger Meinung, die ökonomische Situation des Arztes nicht gut und dürfte sich bei zunehmender Plethora noch verschlechtern. Um seine Praxis einigermaßen ökonomisch zu gestalten, ist der Arzt nolens volens gezwungen, sein Patientengut diagnostisch und therapeutisch auszunützen. Die Umstellung von der klinischen Maximalmedizin auf die praktische Optimalmedizin ist nicht leicht. Ihr gegenüber stehen auch die Wünsche und Forderungen von seiten des zu gut orientierten Patienten. Der psychosomatische Patient ist zudem, wie bereits erwähnt, zu jeglicher Behandlung auch invasiver Art zu gewinnen.

Vorsichtige Statistiken ergeben, daß ungefähr 40–50% aller Schmerzpatienten psychosomatischer beziehungsweise funktioneller Natur sind. Auch bei guter Triage kann sich der Arzt verständlicherweise nur wenigen derartigen Patienten widmen, wobei auch auf die Fragwürdigkeit einer bestimmten Auslese hier nicht eingegangen werden kann.

Die ökonomische Problematik hat z. B. in USA dazu geführt, daß der psychosomatische Patient nur somatisch behandelt und relativ rasch dem Fachpsychotherapeuten zugewiesen wird.

Hindernisse beim Kostenträger

Die psychosomatische Krankheit hat keinen Stellenwert beim Kostenträger. Es bedarf einer psychiatrischen Diagnose, um die Behandlung zu übernehmen, wobei noch darauf tendiert wird, daß diese von einem Fachtherapeuten durchgeführt wird. Für funktionelle Patienten wird nur aufgekommen, wenn eine somatische Diagnose vorliegt. Ausnahmen bestätigen auch hier die Regel.

Des weiteren besteht ein Mißverhältnis in der Kostendeckung, die bei manuell-technischen Leistungen weit höher ist als bei ärztlich-psychologischer Zuwendung und Betreuung. Diese Situation hat eine prohibitive Auswirkung auf ein vertieftes Arzt-Patient-Verhältnis.

Ausblick

Ist eine Integration der Psychorheumatologie in die allgemein- oder fachärztliche Praxis möglich? Aus den bisherigen Ausführungen geht hervor, daß hierzu bislang die notwendigen Voraussetzungen weitgehend fehlen. Dennoch sollte kein allzu großer Pessimismus aufkommen. Um dem psychorheumatologischen Kranken gebührend Rechnung zu tragen, müßten folgende Bedingungen erfüllt werden:

- vertiefte Kenntnisse in Psychosomatik ganz allgemein und in Psychorheumatologie im speziellen;
- Aufwertung der nichtfachärztlichen Psychotherapie und der ärztlichen Zuwendung;
- vermehrte Zusammenarbeit mit Psychotherapeuten und speziell medizinpsychologisch ausgebildeten Fachleuten.

Für Patienten mit tiefliegenden psychosozialen oder innerpsychischen Störungen, die nicht mehr in den Kompetenzbereich des allgemein- oder fachärztlichen Praktikers fallen, wäre eine rechtzeitige Überweisung an eine zuständige Einrichtung angezeigt. Wohl bestehen bereits mancherorts klinische interdisziplinäre Schmerzkolloquien. Leider kommen sie meist erst zum Einsatz bei klinischen und chronifizierten Fällen. Für den niedergelassenen Arzt fehlen jedoch solche Institutionen. Für ihn möchte ich die Bildung einer *ambulatorischen interdisziplinären Schmerzsprechstunde* vorschlagen. Durch ihre Zusammensetzung würde Gewähr geboten für eine fachgerechte Behandlung und Betreuung.

Interdisziplinäre Schmerzsprechstunde:

Wo? – Rheumatologische Poliklinik (Klinik);
Wer? – Rheumatologe
und Psychiater oder Psychologe
und Sozialarbeiter;
Wann? – Innerhalb maximal 3–4 Monaten der Arbeitsunfähigkeit.

Vielleicht würden auf diese Weise Chronifizierung und Invalidisierung vieler solcher Patienten vermieden, wobei v.a. auf die Rechtzeitigkeit innerhalb von 3–4 Monaten der Therapieresistenz und der Arbeitsunfähigkeit Wert gelegt wird. Diese Sprechstunde setzt allerdings die Mitarbeit des niedergelassenen Arztes voraus, die jedoch wie bereits erwähnt nicht unbedingt gesichert ist. Hier müßte eine beträchtliche Vorarbeit noch geleistet werden.

Diese Vorarbeit müßte besonderen Wert auf ein modifiziertes psychosomatisches Krankheitsverständnis legen, welches den niedergelassenen Arzt befähigt, den Bedeutungsgehalt eines „offerierten Symptoms" zu erkennen und dementsprechend zu handeln:

Psychosomatische Zervikalgie:
– emotional erschwerte Behauptung;
– hartnäckiges Wahren des Gesichts;

Psychosomatische Dorsalgie:
– Trauer, Verzweiflung, Mutlosigkeit oder
– kompensierende aufrechte Zwangshaltung;

Psychosomatische Lumbalgie:
– psychische Überbelastung,
– Sprunghaftigkeit,
– Frustration, besonders bei gestörter Sexualität;

Psychosomatische Brachialgie:
– gehemmte Aggression: Wut, Zorn
– Symbol: geballte Faust;

Psychosomatische Beinschmerzen:
– „nicht mit beiden Beinen auf der Erde stehen",
– „nicht Fuß fassen können",
– „schwache Knie bekommen".

In therapeutischer Hinsicht müßten ihm die Möglichkeiten und Grenzen aufgezeigt werden. Sowohl in der ärztlichen Ausbildung wie in der späteren Tätigkeit ist die Teilnahme an Gruppengesprächen, z. B. im Sinne von Balint, von unschätzbarem Wert.

Zusammenfassung

Die Integration der Psychorheumatologie in die allgemein- und fachärztliche Praxis ist im diagnostischen Bereich relativ einfach, im therapeutischen Bereich sind ihr einige Grenzen gesetzt. Es wird auf die Schwierigkeiten und Hindernisse eingegangen, die beim Patienten, beim Arzt und beim Kostenträger liegen. Sie sind überwindbar durch ein vertieftes psychorheumatologisches Krankheitsverständnis, welches allen Beteiligten zugute kommt: dem Patienten, weil es ihn vor einer iatrogenen Fixierung seiner Beschwerden schützt, dem Arzt, der mit seinen „Problempatienten" besser umzugehen versteht, und schließlich dem Kostenträger, dem unnötige finanzielle Belastungen durch fruchtlose Abklärungen und erfolglose Behandlungen erspart werden. Der Vorschlag einer interdisziplinären Schmerzsprechstunde wird begleitet vom Wunsch nach vermehrter Zusammenarbeit mit medizinpsychologischen Fachkräften und Sozialarbeitern, um die vielschichtigen Aufgaben zu bewältigen, die nicht in den Kompetenzbereich des niedergelassenen Arztes gehören.

Literatur

Adler R (1979) Schmerz. In: Uexküll T von (Hrsg) Lehrbuch der Psychosomatischen Medizin. Urban & Schwarzenberg, München Wien Baltimore, S 501
Beck D, Frank Y (1979) Der therapieresistente psychosomatische Kranke und sein Arzt. Folia psychopractica, Bd. 2. Hoffmann-La Roche, Basel
Egle U, Bassler M (1987) Der psychotherapeutische Zugang zu Patienten mit chronischen Schmerzen. In: Quint H, Janssen PL (Hrsg) Psychotherapie in der psychosomatischen Medizin. Springer, Berlin Heidelberg New York Tokyo, S 30
Klaesi J (1976) zit. in: Schweingruber R: Der Patient und sein Arzt. Schweiz Ärztezeitung 46:1631
Mathies H, Otte P, Villiaumey J, Dixon AS (1979) Klassifikation der Erkrankungen des Bewegungsapparates. Eular, Basel
Uexküll T von (Hrsg) (1981) Integrierte Psychosomatische Medizin. Schattauer, Stuttgart New York
Weintraub A (1983) Psychorheumatologie. Karger, Basel

Psychotherapie bei chronischem Schmerz und Rheuma

U.T. Egle und S.O. Hoffmann

Im folgenden soll eine Übersicht über die heute etablierten psychotherapeutischen Verfahren und deren Effizienz bei Patienten mit benignem chronischem Schmerzsyndrom sowie mit rheumatoider Arthritis gegeben werden.

Ausgegangen werden soll dabei von einer Zusammenstellung der heute als gesichert geltenden psychologischen Faktoren bei der Wahrnehmung und Aufrechterhaltung von Schmerz (nach Bellissimo u. Tunks 1982):

1) Aufmerksamkeit,
2) Angst,
3) Depression,
4) sekundärer Gewinn des chronischen Schmerzes,
5) kulturelle und biographische Faktoren, welche mit dem Erleben und Mitteilen von Schmerzen verknüpft sind,
6) Persönlichkeitsmerkmale,
7) vorher erworbene Anpassungsfähigkeiten.

Dieser Zusammenstellung wären vielleicht noch die Faktoren (3a) chronischer Streß, wie ihn verhaltensorientierte Autoren anführen, und (6a) kognitive und (6b) emotionale Fehlverarbeitungen anzufügen. Das Zusammenwirken der verschiedenen psychologischen Faktoren wird sehr anschaulich in der auf Violon (1982) zurückgehenden und von uns modifizierten schematischen Darstellung wiedergegeben (vgl. Abb. 1). Aufgrund einer gestörten Beziehung zu den Eltern und daraus resultierendem Mangel an körperlicher Zuwendung entsteht eine Disposition für Schmerz, Depression und Angst. Durch die Einwirkung von Lebensproblemen sowie anderen Umgebungsfaktoren und/oder psychophysiologischen Faktoren kommt es schließlich im Verlauf des späteren Lebens zum Einsetzen der Schmerzen. Schmerzen führen zu einer Reaktion der Umgebung (Familie, Freunde) ebenso wie des Arztes, welcher maßgeblich zu einer Fixierung auf eine ausschließlich körperliche Verursachung der Schmerzen beiträgt. Es kommt zu einem zunehmenden sozialen Rückzug, welcher einerseits die Schmerzwahrnehmung verstärkt, andererseits zu einer Stimmungsbeeinträchtigung führt, wobei letztere gleichzeitig Folge wie Ursache der Schmerzen ist. Die letztlich daraus resultierenden sozialen und körperlichen Wechselwirkungen führen zu einer zunehmenden Schmerzverstärkung und letztlich Chronifizierung.

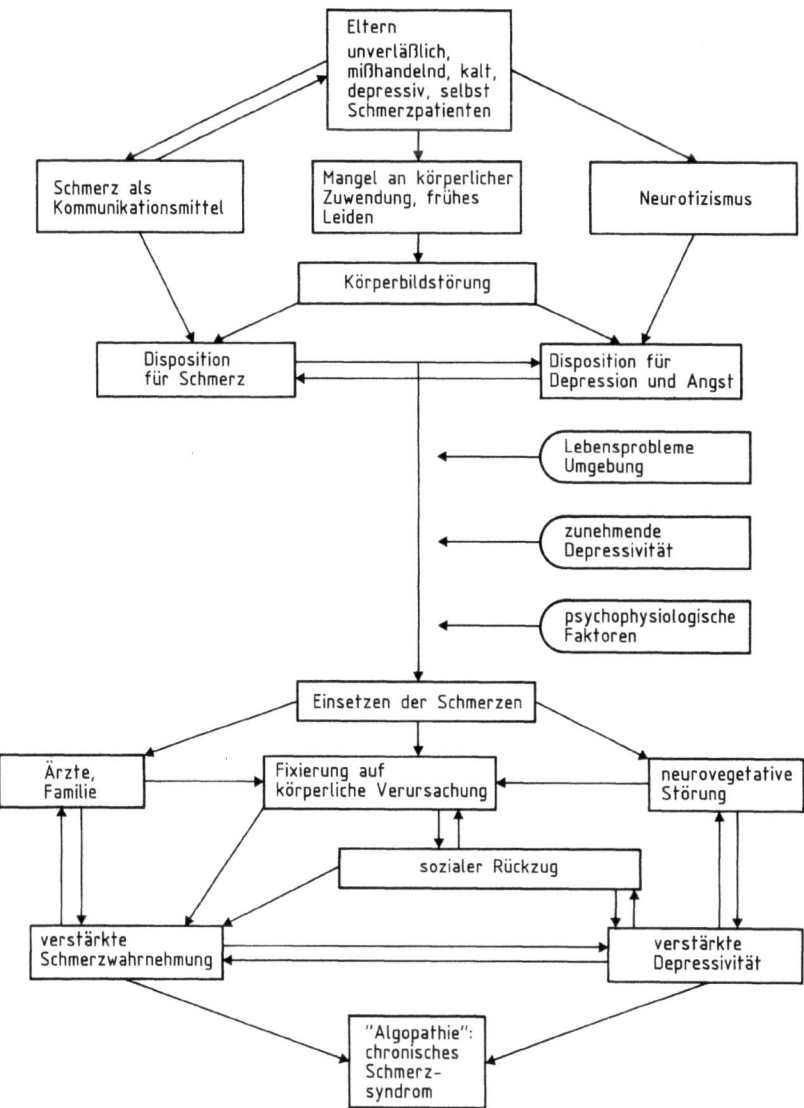

Abb. 1. Entwicklungsprozeß zum chronischen Schmerzpatienten. (Modifiziert nach A. Violon, 1982)

Die verschiedenen psychotherapeutischen Verfahren versuchen an verschiedenen Stellen, in diesen pathogenetischen Prozeß einzugreifen. Bevor wir jedoch näher darauf eingehen, sollen diese psychotherapeutischen Verfahren zunächst genauer dargestellt werden.

Hypnose

Hilgard (1978) und im deutschen Sprachraum Langen (1972) konnten nachweisen, daß Hypnose bei Schmerzen wirksam ist. Unter Hypnose versteht man einen „temporären Zustand" veränderter Aufmerksamkeit, der durch eine andere Person hervorgerufen wird. In diesem Zustand treten spontan oder aufgrund verbaler oder anderer Reize verschiedene Phänomene, wie z. B. Veränderungen des Bewußtseins und des Gedächtnisses sowie erhöhte Empfänglichkeit gegenüber Suggestionen auf, die ungewohnt sind und normalerweise so nicht auftreten. Weitere Phänomene, wie Anästhesie, Bewegungseinschränkung, muskuläre Anspannung und vasomotorische Veränderungen können während des hypnotischen Zustandes auftreten und wieder verschwinden (Collison 1979).

Physiologisch sind nach Langen dabei dienzephale und limbische Hirnstrukturen maßgeblich beteiligt. Es kommt zu einer „Einengung des Bewußtseinsfeldes auf seelische Erlebnisse, wodurch die emotionale Reaktionsbereitschaft gesteigert wird, einer Veränderung der Schlaf-Wach-Steuerung und des Muskeltonus" (Langen 1972). Dabei scheint – wie bei anderen Psychotherapieverfahren auch – bei der Hypnose der Therapieeffekt nicht zuletzt auch von der Beziehung zwischen Hypnotiseur und Patient abzuhängen.

Folgende 5 Hypnosetechniken lassen sich bei Schmerz einsetzen:

a) Anästhesie: Durch hypnotische Suggestion kann eine anästhetische Halluzination erzielt werden, wodurch ein Körperbereich schmerzunempfindlich wird („Sie fühlen, daß das... [betreffende Körperteil] immer tauber wird und schließlich keinerlei Empfindungen mehr hat").

b) Direkte Schmerzverringerung: Die Suggestion zielt auf die direkte Schmerzverringerung, v. a. bei sensorischen Schmerzen ab („Sie fühlen sich mit jedem Atemzug immer besser, so als ob die Beschwerden irgendwie immer mehr verschwinden").

c) Sensorische Substitution: Dabei zielt die Suggestion darauf ab, eine sensorische Substitution oder Neuinterpretation von Empfindungen zu schaffen („Die Empfindungen, die Sie als heiße Nadelstiche beschreiben, kommen Ihnen zunehmend so vor, als ob die Nadeln immer stumpfer und breiter werden, fast als ob sie winzige, massierende Finger wären. Sie spüren jetzt tausende von warmen, surrenden Fingern, die Ihre Beine massieren").

Die Suggestion ist dabei dann am effektivsten, wenn sie die Qualität der subjektiven Schmerzerfahrung des Patienten aufnimmt und eine plausible Modifikation dieser Schmerzqualität suggeriert.

d) Verlagerung: Die Verlagerung von Schmerzen aus einem Körperteil in ein anderes kann dann sinnvoll sein, wenn dadurch die Behinderung durch den Schmerz verringert werden kann.

e) Entkoppelung: Neben den beschriebenen sensorischen Veränderungen (a–d) kann durch Suggestion auch eine Entkoppelung zwischen Schmerz und emotionalem Erleben geschaffen werden. Der Patient kann dann zwar noch seine weiterhin bestehenden Schmerzen genau beschreiben, ohne davon jedoch affektiv berührt zu sein.

Meist reicht jedoch die Schmerzverringerung während der Hypnose klinisch nicht aus, weshalb zusätzlich eine posthypnotische Suggestion eingesetzt wird. Der hypnotische Zustand kann dann herbeigeführt werden, ohne daß eine Hypnose nötig ist („Immer wenn Sie Ihren Arm heben, merken Sie augenblicklich, wie gut Sie sich fühlen").

In einer gut kontrollierten Studie konnten Elton et al. (1979) bei einer gemischten Schmerzpatientengruppe (Migräne, Kausalgie, Arthritis, Phantomschmerz u.a.) durch eine Hypnosebehandlung ausgesprochen positive Effekte nachweisen: sie erzielten eine Reduktion der subjektiven Einschränkung durch Schmerz um 89%, der Schmerzdauer um 72% und der Medikamenteneinnahme um 81%. Eine katamnestische Nachuntersuchung nach 3 Jahren bewies eine hohe Stabilität dieser therapeutischen Veränderungen. Schon 1967 konnte Harding bei 90 Patienten mit Migräne eine ausgeprägte und katamnestisch stabile Schmerzbeeinflussung durch Hypnose nachweisen (38% schmerzfrei, 32% deutliche Schmerzlinderung).

Einschränkend ist allerdings zum Einsatz der Hypnose bei chronischen Schmerzpatienten anzumerken, daß nur etwa 30% aller Patienten hypnotisierbar sind. Spanos et al. (1979) konnten beim Vergleich von Hypnose mit kognitiver Verhaltenstherapie sogar nachweisen, daß bei der für eine Hypnose geeigneten Patientengruppe auch mit anderen psychotherapeutischen Verfahren gute Ergebnisse erzielt werden können.

Entspannungsverfahren

Als Entspannungsverfahren werden in der Behandlung chronischer Schmerzzustände v. a. das autogene Training (AT), die progressive Muskelrelaxation (PR), die Biofeedbackverfahren (BF) sowie v. a. im anglosächsischen Sprachraum meditative Entspannung (R) eingesetzt.

Ähnlich wie bei der Hypnose kommt es bei allen Entspannungsverfahren zu einer vegetativen Umschaltung von einer ergotropen, d. h. vom sympathischen Nervensystem dominierten, auf eine trophotrope, d. h. vom parasympathischen Nervensystem dominierte Reaktionslage. Dies bewirkt eine Reduktion des Muskeltonus, eine Verlangsamung der Herzfrequenz, eine verstärkte Durchblutung der Hautgefäße, v. a. in den Extremitäten, sowie eine gleichmäßige Atmung. Im Kern handelt es sich wohl um die Konditionierung von anfänglich suggestiv ausgelösten und durch Übung verstärkten vegetativen Abläufen. Die Grundübungen (Schwere, Wärme, Herzschlag, Atmung und weitere) werden üblicherweise in 10–15 Sitzungen, meist in der Gruppe, durchgeführt. Der Patient wird aufgefordert, zwischen den Sitzungen mindestens 3mal täglich 5–20 min lang zu üben.

Nach unseren eigenen Erfahrungen haben Patienten mit chronischen Schmerzzuständen jedoch zunächst oft Schwierigkeiten, sich passiv den Formeln des autogenen Trainings zu überlassen, weshalb es uns günstiger erscheint, zunächst mit der progressiven Muskelrelaxation zu beginnen. Im Unterschied zum autogenen Training werden bei der progressiven Muskelrelaxation nacheinander 16 Muskelgruppen durchgegangen (Bernstein u. Berkovec 1975). Dabei wird der Patient aufgefordert, den Unterschied zwischen Anspannung und Entspannung wahrzunehmen, um sich während der Muskelentspannung auf die entsprechende Muskelgruppe zu konzentrieren. Die Veränderungen von progressiver Muskelrelaxation, ebenso wie von autogenem Training, können durch psychophysiologische Parameter, wie z. B. EMG-, EKG- und EEG-Veränderungen, überprüft werden.

Biofeedback gibt dem Patienten über das Entspannungsgefühl hinaus auf technischem Wege noch weitere Körpersignale als Rückmeldung. So versucht z. B. das EMG-Biofeedback, dem Patienten durch Lautsignale den Grad der Verspannung seiner Muskulatur rückzumelden.

Zu der Wirksamkeit der Entspannungsverfahren bei chronischen Schmerzzuständen gibt es zahlreiche Untersuchungen. Nachdem sich diese zunächst vorwiegend auf die Behandlung von chronischen Kopfschmerzpatienten konzentrierten, gibt es inzwischen auch Untersuchungen bei anderen Schmerzgruppen, v. a. bei LWS- bzw. Rückenschmerzen. Durchgehend konnten sie eine gute therapeutische Beeinflußbarkeit von Schmerzintensität, Depression und Medikamentenkonsum nachweisen; ihre Wirksamkeit hinsichtlich der Steigerung körperlicher Aktivität sowie der subjektiven Beeinträchtigung im Alltag (Lebensqualität) wird noch kontrovers diskutiert. Die Entspannungsverfahren werden heute oft auch im Rahmen kognitiver Verhaltenstherapieprogramme eingesetzt. In kritischen Zusammenstellungen der bisherigen Untersuchungen zur Effizienz der verschiedenen Entspannungsverfahren kommen Jessup et al. (1979), Turk et al. (1982) und Linton (1986) jeweils zu dem Ergebnis, daß Biofeedback den beiden anderen Entspannungsverfahren nicht überlegen ist und das Verfahren deshalb aufgrund seiner durch den technischen Aufwand bedingten erheblich höheren Kosten kritisch zu sehen ist.

Operantes Konditionieren

Die klassische Verhaltenstherapie geht davon aus, daß es sich bei psychischen Erkrankungen um erlerntes Fehlverhalten handelt, das durch neue, therapeutisch induzierte Lernprozesse korrigiert werden kann. Lernen wird dabei als Ergebnis von Konditionierungsprozessen gesehen, welche als Ursache fehlangepaßten Verhaltens in den 20er Jahren von Pawlow tierexperimentell erforscht wurden. Nach Fordyce (1974, 1976) setzt sich Schmerzverhalten aus 2 Komponenten zusammen. Einerseits aus Verhaltensweisen, welche Folge von sensorischen Schmerzempfindungen sind („respondentes Schmerzverhalten"), andererseits aus Verhaltensweisen, welche aus der Reaktion der Umgebung auf die Schmerzäußerungen entstehen („operantes Schmerzverhalten"). Da Schmerz nicht objektivierbar ist, muß er vom Betroffenen der Umgebung in irgendeiner Weise verbal (Klagen, Stöhnen, Forderungen an die soziale Umwelt) oder nonverbal (Vermeidung von Aktivität, Medikamentenkonsum, Schonhaltungen) mitgeteilt werden.

Durch positive Konsequenzen kann Schmerzverhalten systematisch verstärkt werden, so z. B. wenn dadurch für den an Schmerzen Leidenden unangenehme Aufgaben und Situationen vermieden werden können, wenn Angehörige ihm Dinge abnehmen oder auch nur eine besonders hohe Anteilnahme zeigen.

Operantes Konditionieren im Rahmen eines verhaltenstherapeutischen Ansatzes zielt deshalb darauf ab, die Reaktion der Umgebung und das schmerzbezogene Verhalten des Patienten, nicht zuletzt auch durch Reduktion des Medikamentenkonsums, zu verändern und dessen Aktivitätsniveau anzuheben. Die Ätiologie der Schmerzen spielt dabei keine Rolle, nur das nach außen sichtbare Schmerzverhalten. Die Indikation zu einer solchen Therapie besteht dann, wenn im Schmerzverhalten eine deutliche Diskrepanz zwischen realem Befund und mitgeteiltem Symptom und dessen Folgen besteht, sowie wenn Verstärker für dieses Verhalten und für mögliche Verhaltensänderungen identifiziert werden können.

Die besten Ergebnisse bei diesem Ansatz scheinen dann vorhanden, wenn nach der meist im Rahmen einer Schmerzklinik stationär durchgeführten Behandlung eine Weiterbehandlung der sozialen Verstärkung gegeben ist, d. h. die wesentlichen Bezugspersonen in das Training miteinbezogen werden konnten und durch ihr Verhalten dieses dann im Sinne einer sozialen Verstärkung weiterführen. Die Effizienz und Stabilität des operanten Konditionierens ist inzwischen durch einige kontrollierte Therapiestudien mit 6- bis 12-Monats-Katamnesen belegt.

Als gesichert gilt heute, daß der Medikamentenkonsum reduziert und der Aktivitätslevel, d. h. in erster Linie die Wiederherstellung der Erwerbsfähigkeit, gesteigert werden kann (Cairns u. Pasino 1977; Roberts u. Reinhard 1980; Cinciripini u. Floreen 1982; Linton u. Götestam 1984; Linton et al. 1985; Fordyce et al. 1986). Noch umstritten ist, inwieweit Schmerzintensität und affektive Störung durch Konditionieren signifikant beeinflußt werden können (Tunks 1987). Einige Arbeitsgruppen kombinieren operantes Konditionieren deshalb mit einem der Entspannungsverfahren, welche offensichtlich gezielter Schmerzwahrnehmung und Stimmung zu beeinflussen vermögen (Sanders 1983; Linton u. Götestam 1984; Sorbi u. Tellegen 1986; Attanasio et al. 1987).

Die Anwendung des operanten Konditionierens wird sehr stark dadurch eingeschränkt, daß die Indikation nur bei Patienten zu stellen ist, bei denen operante Aspekte im Schmerzverhalten nachgewiesen werden können, was nur einen kleinen Teil der Gesamtpopulation einer Schmerzklinik ausmacht (ca. 10–15 %).

Kognitive Verhaltenstherapie

In den 70er Jahren hat es innerhalb der Verhaltenstherapie eine weitreichende Neuorientierung gegeben. Lernen wird nicht mehr ausschließlich als das Ergebnis von Konditionierungsprozessen angesehen. Die sog. kognitive Verhaltenstherapie bezieht die Motive des einzelnen in ihren therapeutischen Ansatz mit ein. Unter Kognitionen versteht man dabei Überzeugungen, Werthaltungen, Einstellungen, Gedanken, Gefühle, Selbstgespräche usw., welche das „offen beobachtbare" Verhalten steuern und selbst „verdecktes" Verhalten darstellen. Nach Keeser u. Bullinger (1985) versuchen kognitiv verhaltenstherapeutische Schmerzprogramme die aktuellen und situationsüberdauernde Kognitionen, die der Patient mit Schmerz verbindet, bewußt zu machen und zu ändern, indem sie durch Kognitionen ersetzt werden, die den Schmerz anders als bisher zu sehen gestatten (Umstrukturierung) und mit der Schmerzerfahrung inkompatibel sind (z. B. angenehme Imagination). Nach Meichenbaum (1979) können in der Behandlung 3 Phasen unterschieden werden:

a) Eine Beobachtungsphase, in der Therapeut und Patient Informationen sammeln und bewerten, welche mit den Schmerzproblemen zusammenhängen (z. B. Gedanken, Gefühle und Empfindungen, welche den Schmerzen vorausgehen bzw. sie begleiten);
b) Eine Lernphase, während der ein konzeptioneller Rahmen zum Verständnis des Problems entwickelt wird. Dabei werden psychophysiologische Zusammenhänge bei Schmerz besprochen und psychologische Prozesse in Form von Kognitionen geklärt, welche dem Auftreten der Schmerzen vorausgehen bzw. sie begleiten.
Darüber hinaus werden auch Entspannungsverfahren miteinbezogen und deren Auswirkungen auf das Empfinden und die Gedanken des Patienten besprochen.
c) Eine Phase zur Entwicklung von Fertigkeiten, während der der Patient sein Verhalten zu ändern lernt. Dadurch soll der Patient seine bisherige Reaktion auf Schmerz durch angenehme körperliche Empfindungen und Gedanken ersetzen.

Eine Reihe kontrollierter Therapiestudien, welche in den letzten 5 Jahren erschienen, belegen, daß kognitive Verhaltenstherapie Schmerz und Depressivität reduzieren sowie die körperliche Aktivität verbessern kann (Turner u. Chapman 1982; Cohen et al. 1983; Kerns et al. 1986; Richter et al. 1986; Attanasio et al. 1987). Dies gilt auch für die Behandlung von Patienten mit rheumatoider Arthritis (Köhler 1982; Bradley et al. 1985, 1987).

Psychodynamisch orientierte Therapieverfahren

Über die Wirksamkeit psychodynamisch orientierter Einzel- oder Gruppentherapie liegen sowohl bei chronischen Schmerzzuständen als auch bei rheumatoider Arthritis nur sehr wenige Therapiestudien vor. Darüber hinaus bestehen bei den vorliegenden Studien erhebliche methodische Mängel. Meist fehlen Katamnese, Kontrollgruppe sowie objektivierende Evaluationsparameter, Pinksy (1978) sowie Pilowsky u. Bassett (1982) und Bassett u. Pilowsky (1985) erzielten mit einer Kurztherapie in der Gruppe eine signifikante subjektive Schmerzlinderung. Ähnlich waren auch die Ergebnisse von Bassler et al. (1987), welche im Rahmen stationärer Psychotherapie (im Rahmen einer vorläufigen Zwischenbilanz) bei ca. 2/3 der Patienten eine deutliche Schmerzlinderung bis hin zum völligen Schmerzsistieren erzielten. Die einzige kontrollierte Studie über psychodynamisch orientierte Therapie führte Draspa (1959) durch. Er verglich bei 224 Patienten mit Muskelschmerzen ohne organische Ursache eine ausschließlich physiotherapeutische Behandlung mit einer Behandlung von Physiotherapie plus zusätzlicher psychodynamischer Therapie. In der kombiniert behandelten Gruppe konnte bei 66 der Patienten eine weitreichende Schmerzbeeinflussung erzielt werden, während in der Kontrollgruppe dies nur bei 36 Patienten der Fall war. Darüber hinaus war die Therapiedauer in der kombiniert behandelten Gruppe deutlich kürzer.

Zu einem ähnlichen Ergebnis kam auch Sarno (1976) beim Vergleich von Physiotherapie einerseits und Physiotherapie plus psychodynamischer Therapie andererseits.

Bei rheumatischer Arthritis konnte Rimón (1974) durch eine Kombinationsbehandlung von psychodynamisch orientierter Kurztherapie und Antidepressiva nicht nur eine Reduzierung der Depressivität, sondern auch der Krankheitsaktivität (BSG, Gelenkstatus) erzielen. Durch auf die Krankheitsverarbeitung ausgerichtete psychodynamisch orientierte Gruppentherapie konnten Udelmann u. Udelmann (1977) ebenso wie Schwartz et al. (1978) Stimmung, körperliches Befinden sowie die familiäre Kommunikation verbessern. Katamnestische Untersuchungen hinsichtlich des Therapieerfolges fehlen allerdings.

Diskussion

Greifen wir nochmals auf das eingangs gezeigte Schema bezüglich des Ineinandergreifens psychologischer Faktoren in der Entwicklung des chronischen Schmerzsyndroms zurück (vgl. Abb. 1), wäre die therapeutische Zielsetzung von operantem Konditionieren und kognitiver Verhaltenstherapie v. a. in der Beeinflussung der Faktoren zu sehen, welche *nach* Einsetzen der Schmerzen miteinander interagieren und letztendlich die Chronifizierung bedingen. Beim operanten Konditionieren steht dabei der soziale Rückzug sowie die durch das Verhalten der Familie bedingte Verstärkung im Mittelpunkt. Hypnose und Entspannungsverfahren versuchen dagegen, v. a. den Circulus vitiosus zwischen verstärkter Schmerzwahrnehmung, Depressivität und vegetativen Störungen zu beeinflussen. Kognitive Verhaltenstherapie setzt sich im Grunde genommen die Beeinflussung all dieser genannten Faktoren und zusätzlich die Verhinderung einer Fixierung auf eine körperliche Verursachung zum Ziel. Die psychodynamisch orientierten Therapieverfahren dagegen wollen in erster Linie die dem Einsetzen der Schmerzen vorausgehenden biographischen Faktoren angehen – so betrachtet, ergänzen sich die genannten psychotherapeutischen Verfahren und könnten in der Behandlung durchaus auch im Sinne einer solchen Ergänzung eingesetzt werden, was bisher – zumindest in einer definierten Art und Weise – unseres Wissens noch nicht geschieht. Unsere klinischen Erfahrungen mit psychodynamisch orientierten Psychotherapieverfahren zeigen jedoch, daß ohne verhaltenstherapeutische Elemente, z. B. hinsichtlich des Analgetikaabusus, eine ausschließlich psychodynamisch orientierte Theorie bei

Patienten mit chronischen Schmerzzuständen oft nur wenig greift. Vermutlich gilt umgekehrt gleiches für die Verhaltenstherapie, die durch ihre kognitive Wende ja auch verstärkt die nicht direkt beobachtbaren Motive berücksichtigt und damit sich verstärkt zu den psychodynamisch orientierten Verfahren hin orientiert.

Entspannungsverfahren scheinen sowohl für psychodynamisch orientierte Therapie als auch für Verhaltenstherapie eine wesentliche Ergänzung in der Behandlung von Patienten mit chronischen Schmerzzuständen wie rheumatischer Arthritis zu sein.

Literatur

Attanasio U, Andrasik F, Blanchard, EB (1987) Cognitive therapy and relaxation training in muscle contraction headache: Efficacy and cost-effectiveness. Headache 2:254–260

Bassett DL, Pilowsky I (1985) A study of brief psychotherapy for chronic pain. Psychosom Res 29:259–264

Bassler M, Egle UT, Hoffmann SO (1987) Integrative stationäre Psychotherapie bei chronischen Schmerzpatienten. Vortrag beim 8. Kongreß des Gesamtverbandes deutscher Nervenärzte, Kiel

Bellissimo A, Tunks E (1982) Individual psychotherapy for chronic pain. In: Roy R, Tunks E (eds) Chronic pain. Williams & Wilkins, Baltimore London, pp 126–141

Bernstein DA, Berkovec TI (1975) Entspannungstraining. Pfeiffer, München

Bradley LA et al (1985) Effects of cognitive-behavioral therapy on pain behavior of rheumatoid arthritis (RA) patients: Preliminary outcomes. Scand J Behav Ther 14:51–64

Bradley IA, Young LD, Anderson KO, Turner RA, Agudelo CA, McDaniel LK, Semble BL (1987) Effects of cognitive-behavioral therapy on rheumatoid arthritis pain behavoir: One-year follow up. Poster, 5th World Congress on Pain, Hamburg

Cairns D, Pasino JA (1977) Comparison of verbal reinforcement and feedback in the operant treatment of disability due to chronic low back pain. Behav Ther 8:621–630

Cinciripini PM, Floreen A (1982) An evaluation of a behavioral program for chronic pain. J Behav Med 5:375–389

Cohen ML, Heinrich RL, Nallboff BD, Collins GA, Bonebakker AG (1983) Group outpatient physical and behavioral therapy for chronic low back pain. J Clin Psychol 39:326–333

Collison DR (1979) An approach to hypnotherpy. In: Burrows GD, Collison DR; Dennerstein L (eds) Hypnosis. Elsevier, Amsterdam, pp 79–86

Draspa LJ (1959) Psychological factors in muscular pain. Br J Med Psychol 32:106–116

Elton D, Burrows GD, Stanley GV (1979) Hynosis in the management of chronic pain. In: Burrows GD, Collison DR, Dennerstein L (eds) Hypnosis. Elsevier, Amsterdam, pp 113–120

Fordyce WE (1974) Chronic pain as learned behavior. In: Bonica JJ (ed) Advances in neurology, vol 4: Pain. Raven, New York

Fordyce WE (1976) Behavioral methods for chronic pain and illness. Mosby, St. Louis

Fordyce WE, Brodeway JA, Bergman JA, Spengler D (1986) Acute back pain: A controlgroup comparison of behavioral vs. traditional management methods. J Behav Med 9:127–140

Harding HC (1967) Hypnosis in the treatment of migraine. In: Lassner J (ed) Hypnosis and psychosomatic medicine. Springer, New York, pp 131–134

Hilgard E (1978) Hypnosis and pain. In: Sternbach R (ed) The psychology of pain. Raven, New York

Jessup BA, Neufeld WJ, Merskey H (1979) Biofeedback therapy for headache and other pain: An evaluative review. Pain 7:225–270

Köhler H (1982) Psychologische Schmerzbewältigung bei chronischer Polyarthritis. Dissertation Universität, Tübingen (unveröffentlicht)

Keeser W, Bullinger M (1985) Psychologische Verfahren bei der Behandlung von Schmerzen. In: Pongratz W (ed) Therapie chronischer Schmerzzustände in der Praxis, Springer, New York
Kerns RD, Turk DC, Holzmann AD, Rudy TE (1986) Comparison of cognitive-behavioral and behavioral approaches to the outpatient treatment of chronic pain. Clin J Pain 1:195–203
Langen D (1972) Kompendium der medizinischen Hypnose. Karger, Basel
Linton SJ (1986) Behavioral remeditation of chronic pain: A status report. Pain 24:125–141
Linton SJ, Götestam KG (1984) A controlled study of the effects of applied relaxation and applied relaxation plus operant procedures in the regulation of chronic pain. Br J Clin Psychol 23:291–299
Linton SJ, Melin L, Stjernlof K (1985) The effects of applied relaxation and operant actifity training in chronic pain. Behav Psychother 13:87–100
Meichenbaum D (1979) Cognitive behavior modification: Future directions. In: Sjöden P, Bates D, Dockens W (eds) Trends in behavior therapy. Academic Press, New York
Pilowsky I, Bassett DL (1982) Individual dynamic psychotherapy for chronic pain. In: Roy R, Tunks F (eds) Chronic pain. Williams & Wilkins, Baltimore London
Pinsky JJ, Crue BL (1984) Intensive group psychotherapy. In: Wall P, Melzack R (eds) Textbook of pain. Livingstone, Edinburgh London
Richter IL, McGrath PJ, Humphreys PJ, Goodman JT, Firestone P, Keene D (1986) Cognitive and relaxation treatment of paediatric migraine. Pain 25:195–203
Rimón R (1974) Depression in rheumatoid arthritis. Ann Clin Res 6:171–175
Roberts AH, Reinhard L (1980) The behavioral management of chronic pain: Long term follow-up with comparison groups. Pain 8:151–162
Sanders SH (1983) Component analysis of a behavioral treatment program for chronic lowback pain. Behav Ther 14:697–705
Sarno JE (1976) Chronic back pain and psychic conflict. Scand J Behav Med 3:143–153
Schwartz LH, Marcus R, Condon R (1978) Multidisciplinary group therapy for rheumatoid arthritis. Psychosomatics 19:289–293
Sorbi M, Tellegen B (1986) Differential effects of training in relaxation and stress-coping in patients with migraine. Headache 26:473–481
Spanos NP, Radtke-Bodvik HL, Ferguson ID, Jones B (1979) The effects of hypnotic susceptibility and suggestions for analgesia, and the utilisation of cognitive strategies in the reduction of pain. J Abnorm Psychol 88:282–292
Tunks E (1987) Behavioral interventions and their efficacy. Vortrag 5. Schmerz-Weltkongreß, Hamburg
Turk DC, Meichenbaum DH, Berman WH (1982) Die Anwendung von Biofeedback bei der Schmerzkontrolle: Ein kritischer Überblick. In: Keeser W, Pöppel E, Mitterhusen G (Hrsg) Schmerz. Urban & Schwarzenberg, München
Turner JA, Chapman CR (1982) Psychological interventions for chronic pain: A critical review. Pain 12:1–46
Udelmann HD, Udelmann DL (1977) Team therapy in a rheumatology unit. Psychosomatics 18:42–46
Violon A (1982) The process involved in becoming a chronic pain patient. In: Roy R, Tunks E (eds) Chronic pain. Williams & Wilkins, Baltimore London, pp 20–35

Sachverzeichnis

Aggravieren 69
Aggressivität, cP 36
–, Fibromyalgie 77
–, Weichteilrheumatismus 65
–, Zahnheilkunde 60
Agieren 75, 76
Akrozyanose 63
Alexithymie 17
Amitryptilin 77
Amyloidarthritis 31
Analgetikaabusus 95
Angst 41, 88
Antidepressiva 76, 77
Apperzeption 16
Arbeitsplatz 15
Arthralgien 33
Arthritiden, akute 29
–, bakterielle 31
–, eitrige 29, 30, 31
–, parainfektiöse 33
–, postenteritische 32
–, posturethritische 32
–, reaktive 29, 32, 33
–, septische 29, 30, 31
–, tuberkulöse 31
–, villonodulöse 31
Arthritis, B27-assoziierte 32, 33
–, chronische 32
– bei disseminierter Gonokokkeninfektion 33, 35
– bei familiärem Mittelmeerfieber 30
–, juvenile chronische 32, 35
– bei Kolitis 32, 34
– bei Kollagenosen 33
–, Kristall-induzierte 32
– bei Morbus Crohn 32, 34
–, periphere 32
–, psoriatica 29, 31, 32, 33
–, rheumatoide s. chronische Polyarthritis
–, urica 30
Arthropathie bei Hyperlipoproteinämie 31
– bei Morbus Gaucher 31

–, neuropathische 30
Arthrosen, aktivierte 29, 31
Arthroskopie 76
Arzt, Konsum 71, 74
–, Wechsel 64
Arzt-Patientenbeziehung 72, 74
Augenerkrankungen 33
–, Episkleritis 35
–, Hypopyoniritis 35
–, Keratokonjunctivitis sicca 35
–, Konjunktivitis 35
–, Retinavaskulitis 35
–, Uveitis anterior 35
autogenes Training (AT) 17, 20, 91

Balanitis 33, 34
B27-assoziierte Arthritis s. Arthritis
Behcet-Syndrom s. Morbus Behcet
Begleitarthritiden 34
Berentungsantrag 68
Bewältigung 17, 22
Bewältigungskapazität 21
Bewältigungsstrategien 19
Biofeedback 91
–, EMG 92
biografische Faktoren 88
Blutergelenk 30
Bursitis calcarea 52

Chondrokalzinose 31
Chronifizierung, iatrogene 62, 77
chronische Polyarthritis 36–47
– –, Psychodynamik 66
Chronizität, Beschwerden 59
–, Fribromyalgie 71, 72, 77
Compliance 21
Coping 19

Darmkrankheiten, entzündliche 32
Depression 34, 88
–, endogene 77
–, funktionelles WS-Syndrom 64

–, larvierte 77
Dermatomyositis 34
Differentialdiagnose 30
Disposition 16
Dissimulation 16
Durchfälle 29, 33

Effizienz 20
Ehepartner 15
Entspannung 20, 21
–, mediative 91
–, progressive Muskel- 17
–, Verfahren 91, 96
–, Wirksamkeit 92
Entwertung des Arztes 74
Epicondylopathia humeri 49
Ethik 17

Fibromyalgie 68–78
–, Arzt-Patienten-Beziehung 72, 74
–, Ärztekonsum 71
–, Chronizität 71
–, Gegenübertragung 72
–, Kriterien 68
–, Persönlichkeit 74
Fieber 29, 34
–, rheumatisches 29, 34
Fingerpolyarthrose 33
Fixierung, iatrogene 62
–, somatische 74
Fokussierung 17
Fokustheorie 60
funktionelle Beschwerden 63
Funktionseinschränkung 15, 16

Gamma-Innervation 61
Gegenübertragung, Fibromyalgie 72, 75
Gelenkbefallmuster 29
Gelenkpunktat 31
Gelenksymptomatik 29, 34
Gestaltveränderung 15, 16
Geschwisterreihe 75
Gewichtsverlust 29, 34
Gonokokkenarthritis 35
Gicht 29, 31, 35
–, akute 30
–, Anfall, akuter 29
Grippe 34
Gruppe, Kurztherapie 94
Gütekriterien 17, 19

Hämochromatosearthropathie 31, 32, 33
Haltung 54
Hauterscheinungen 29
–, Allergien 34
–, aphthöse Ulzera 34
–, Erythema

–, –, anulare 35
–, –, chronicum migrans 35
–, –, multiforme rheumatoides 35
–, –, nodosum 34
–, Keratoderma blennorrhagicum 34
–, Knötchen 34
–, Lidödem 34
–, Nagelfalzblutung 34
–, Ödeme 34
–, Photosensitivität 34
–, Pusteln 35
–, Purpura 34
–, Schmetterlingserythem 34
–, Sklerose 34
Hepatitis 34
Hyperhidrose 63
Hypnose 90
Hypnosetechniken 90
–, Anästhesie 90
–, direkte Schmerzverringerung 90
–, Entkoppelung 91
–, kontrollierte Studien 91
–, sensorische Substitution 90
–, Verlagerung 90
hysterische Persönlichkeit, Fibromyalgie 74

Idealisierung des Arztes 72, 74, 75
Inappetenz 34
irritables Colon, Fibromyalgie 74

Kalziumpyrophosphat 31
Kognitionen 94
Konditionieren
Konditionieren, operantes 92
–, Aktivitätslevel 93
–, Effizienz 93
–, Erwerbsfähigkeit 93
–, Medikamentenkonsum 93
Konditionierung 91, 92, 93
Konflikte, Ambivalenz- 66
–, auslösende 64
–, Kränkungs- 64
Konsequenzen 16
–, behavioral 19
–, emotional 19
–, sozial 19
Konversion 65
Kopfschmerzen, Fibromyalgie 69
Kortison 76
Koryphäen-Killer-Syndrom 57, 74, 75
Kränkung, narzißtische 67
kulturelle Faktoren
Kyphose 54

Leitsymptome 34
Limbisches System 61
Löfgren-Syndrom 34

Low back pain 9
Lupus erythematodes disseminatus 32, 34
Lyme-Arthritis 32, 35

Meßinstrumente, Beschwerdenliste 63
–, Fehler, therapeutensensible 22
–, Fragebogen 17, 18
–, Life event Fragebogen 64
–, MMPI 18
–, MOPO 18
–, MPQ 18
–, RMSS 18
–, Tagebücher 17, 18
–, visuelle Analogskalen 18
Monarthritis 30 ff.
Morbus Bechterew s. Spondylitis ankylosans
– Behcet 34, 35
– Reiter 31, 32, 34, 35
Motivation 21, 22
Muskelatrophie 53
Muskelerkrankung 48
Muskelhartspann 53
Muskelrelaxation (PR) 91, 92
Muskelschmerzen 34, 95
Myopathie, funktionelle 53

Narzißmus, Gleichgewicht 67
–, Krankheitsmodell 68
Neisseria gonorrhoeae 32
– meningitides 32
Normalitätsfassade

Objektivität 17, 19
Ochronose 31
Ökonomie 19
Oligoarthritis 32 ff.
Osteochondritis dissecans 31
Osteolyse s. Wirbelsäulensyndrom

Paramedizin 59
Pathoplastik 38
Patientengruppe, Fibromyalgie 76
Periarthropathia humeroscapularis 48
Persönlichkeitsmerkmale 88
Persönlichkeitsvariable 18
Persönlichkeitszüge 16
physikalische Therapie, Fibromyalgie 76
Physiotherapie 95
Polyarthritis, chronische 29, 32, 33, 35, 36–47
–, –, Psychodynamik 66
–, juvenile chronische 31
–, symmetrische 34
Polychondritis 35
Polysynovitis 34
Pseudogicht 29, 30, 31
Psoriasis vulgaris 30

Psychoanalyse, Fibromyalgie 77
Psychorheumatologie 79–87
Psychosomatische Klinik 76, 77
– –, Reaktion 57

Reflexverbindung, arthromuskuläre
–, arthrovaskuläre 56
Reliabilität 17, 19
Rheumatiker, Persönlichkeit 66, 79–87

Sarkoidosearthritis 32, 35
Schmerz, organisch versus psychogen 83
–, psychorheumatischer 79–83, 86
Schmerzbeschreibung 18
Schmerzcharakter 64
Schmerzerfahrung 18
Schmerzerlebnis 17, 18, 19
Schmerzintensität 18
Schmerzlokalisation 63
Schmerzmessung 18
Schmerzschilderung 63
Schmerzsprechstunde, interdisziplinäre 86
–, Symbolwert 67
Schmerzverhalten 15, 17, 19, 22, 93
–, operantes 92
–, respondantes 92
Schulterschmerz 49, 53
Selbsterfahrung 65
Selbstwertgefühl 67
Sensibilität 17
Situation, auslösende 64, 72, 73
Sjögren-Syndrom 35
Sklerodermie 34
Skoliose 54
Skolioseschmerz 56
Solidargemeinschaft 15
Spezifität 17
Spondylarthritiden, seronegative 32, 35
Spondylitis ankylosans 32
Spondylolisthesis 54
Statikstörungen 54
Still-Syndrom 35
Streß-Forschung 17
Sudek, Morbus 76
Symptom sign dissociation 61, 62
Symptombildung, narzißtische versus Konversions-
–, neurotische 68

Tender points 68, 69
Tendopathien 48
–, Tendovaginitis stenosans 49
Therapieresistenz 64
Therapieverfahren 94 f.
Therapievergleich 17, 19, 20, 21
Transformation 17
Trigger-Situation 50, 72

Übertragung 75
Urethritis 33, 34

Verhalten, manipulatives, Fibromyalgie 74
Verhaltenstherapie, klassische 91
–, kognitive 93, 94

Wegener'sche Granulomatose 35
Weichteilrheumatismus 59–78
–, Aggression 65
–, Häufigkeit 59, 60

Wirbelsäulensyndrom, Bandscheibenvorfall 54
–, HWS-Syndrom 54, 62
–, Low back pain 59
–, LWS-Syndrom 63
–, typhöse Spondylitis 62

Yersinia-Arthritis 32, 34

Zahnheilkunde 60
zwanghafte Struktur, Fibromyalgie

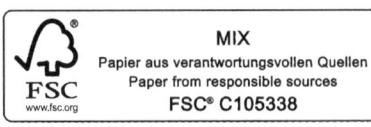

If you have any concerns about our products,
you can contact us on
ProductSafety@springernature.com

In case Publisher is established outside the EU,
the EU authorized representative is:
**Springer Nature Customer Service Center GmbH
Europaplatz 3, 69115 Heidelberg, Germany**

Printed by Libri Plureos GmbH
in Hamburg, Germany